旅のことば

認知症とともによりよく生きるためのヒント

井庭 崇　岡田 誠 編著

慶應義塾大学井庭崇研究室　認知症フレンドリージャパン・イニシアチブ 著

丸善出版

推薦のことば

旅に出ると決めたら、みなさんは何をするでしょうか。まず「計画」を立てます。次に「仲間」を募ります。そして「いってきます！」と出発のあいさつをします。旅の途中、ときには困難にぶち当たることもありますが、しっかりと準備をしていれば必ず乗り越えられます。

本書は、誰もが避けてはとおれない認知症生活を旅にたとえ、本人、家族、みんなの立場から、認知症になったときにどう過ごせばよいかを具体的に解説した画期的な一冊です。

認知症になると、できなくなることばかりに目がゆき、自信がなくなってしまいがちです。そこで本書に紹介されている「旅のことば」のひとつ《できることリスト》を参考にして、自分ができることを書き出してみます。するとどうでしょうか、自然と自信を回復するヒントがつかめてきます。これは私も実践していることです。

また、介護をする家族も、つい感情的になってしまうこともあるでしょう。そこで《切り替えの工夫》を参考にして自らの感情にうまく対処できれば、気持ちよく介護を続けていくことができると思います。

認知症の進行を止めるには、おもしろく、楽しく過ごすことです。認知症当事者とその家族が、日々の暮らしに役立つ実践的なヒントをさりげなく取り入れるためには必須の本といえるでしょう。

日本認知症ワーキンググループ共同代表　　佐藤雅彦

●　●　●

誰もが必死に人生を駆け抜けます。目立つ人生を送る人も静かに生きる人も同じです。それがあるとき理不尽な理由で渋滞することもあります。認知症という病気はその原因のひとつ。本人も家族も、そして「みんな」もその理不尽さに怒り、憤ります。しかしそのようなときにこそ、これまでとは違った「ものの見方」をすることで張り詰めていた関係性が変わり、楽になることがあります。読む人の視点を変え、生きる望みへのきっかけを与えてくれるからでしょう。

旅を続ける列車の中で眠気から隣の人にもたれかかったとき、その人は苦笑しながらも肩を貸してくれるでしょうか、それとも咳払いをして撥ねつけるでしょうか。認知症になることは終わりではなく新しい旅のはじまりかもしれません。認知症の人、家族、地域の人々や行政、介護・医療など「みんな」が考えるべきヒントを記し、この本はさりげなく人生への賛歌を教えてくれます。

松本診療所ものわすれクリニック院長　松本一生

●　●　●

「こんな本が欲しかった！」

この本を手にして、とてもうれしくなりました。認知症に関する本はたくさんありますが、病気や症状、診断や治療、介護が中心で「どうしたらこれからをよりよく生きていけるか」を伝えてくれる本がなかったからです。

この一冊には、認知症がはじまってからの日々（旅路）を、前向きに生きていくためのステップが一つひとつ具体的に記されています。とてもシンプルでわかりやすいことばが使われていますが、当事者の体験を凝縮した智慧の宝庫です。

「自分自身がやれることがいろいろあるぞ」「家族がこんなことをやってみるといいんだなぁ」「まわりのみんなもすぐできそうなことがある」といった、それぞれの立場でできることがいっぱい見つかり、元気や希望が湧いてくると思います。本書を手がかりに、「できそうなこと」を見つけ、かけがえのない自分の人生をもっと楽に、楽しく暮らしていける人が、一人でも多く増えていきますように！

認知症介護研究・研修東京センター研究部長　永田久美子

はじめに

認知症は、誰にとっても身近な事柄です。日本の65歳以上の方のうち、軽度の認知障害をもつ方までを含めれば、 その数は800万人を越えるといわれています。これは65歳以上の約4人に1人、日本人全体でみると約15人に1人という計算になります。どこかの町の住宅地を歩けば、目に入る家々の相当数に認知症の方や認知症にかかわる家族がいます。認知症であるということは、すでにごく普通のことなのです。

そのような社会にあって、認知症であっても認知症とともによりよく生きている人、あるいは生きようとしている人たちがいることは、注目すべきことです。その人たちは、認知症であるからといって「すべてをあきらめなくてはならない」と考えてはいません。認知症の負の部分だけにとらわれていないのです。

少し視点を変えてみると、これから生活を大きく変えるからこそ実現できる「新しい旅」がはじまるのだと考えることもできます。家族で一緒にいる時間が増えることで、これまで以上にお互いのことが理解し合えるかもしれません。これから過ごす時間は、何かを失っていく時間ではなく、これまで得られなかったものを得て、これまでなかったものをつくっていく時間であると捉えることができるのです。そして、そのかけがえのない時間をどのように生きるのかは、自分たち次第です。

本書は、認知症の方、そのご家族、そしてそれを支えている方々にお話を伺い、「認知症とともによりよく生きる」ための工夫を探り、それをほかの方が日常のなかで使うことができるように40個の「ことば」としてまとめたものです。

「認知症とともによりよく生きる」ことを、ひとつの「新しい旅」として捉え、その工夫をまとめたことばを、私たちは「旅のことば」と呼ぶことにしました。本書で紹介する「旅のことば」、つまり「認知症とともによりよく生きる工夫」を、ぜひみなさんの生活でも活かしていただければと思います。

目　次

「旅のことば」の目次

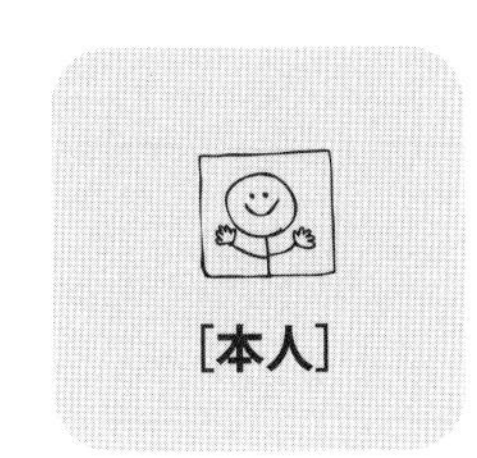

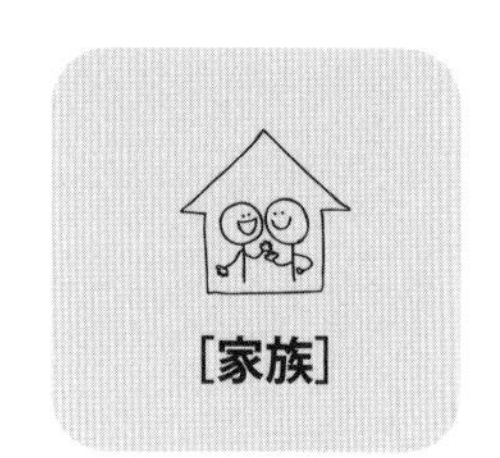

[家族]

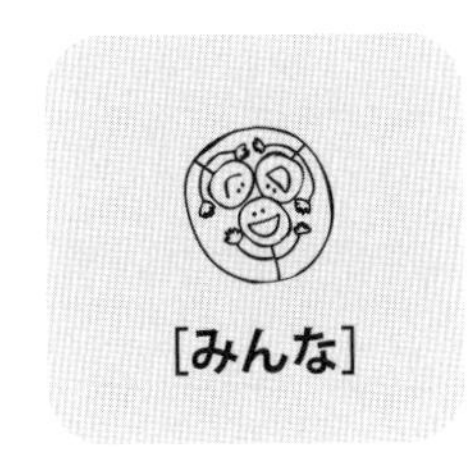
[みんな]

本書の特長

本書は、「認知症とともによりよく生きる」ための「前向きで実践的な工夫」がまとめられたヒント集です。全部で40個の工夫がありますが、これらはすべて、認知症でも前向きに生活している方やそのまわりの方へのインタビュー、また実際の事例などから集められたものです。それはつまり、実際にこれらの工夫を日々実践し、いきいきと暮らしている方々がいるということを意味しています。

本書は教科書ではないので、このとおりにしなければならないわけではありません。また、すべてを取り入れる必要もありません。気に入ったもの、すぐにできそうなもの、自分の状況に合うもの、「こんなふうになりたい！」と感じたものなどを中心に、まずはひとつかふたつを生活に取り入れてみてください。そういった小さな動きから、「よりよく生きる」生活に向けて少しずつ日常を変えていくことができるようになっています。

もうひとつ、本書には大きな特長があります。それは、「工夫」の一つひとつに名前をつけているという点です。たとえば、「本人がひとりで行けて、家族も知っている行きつけの場所をつくる」という工夫には、《なじみの場所》という名前を、「自

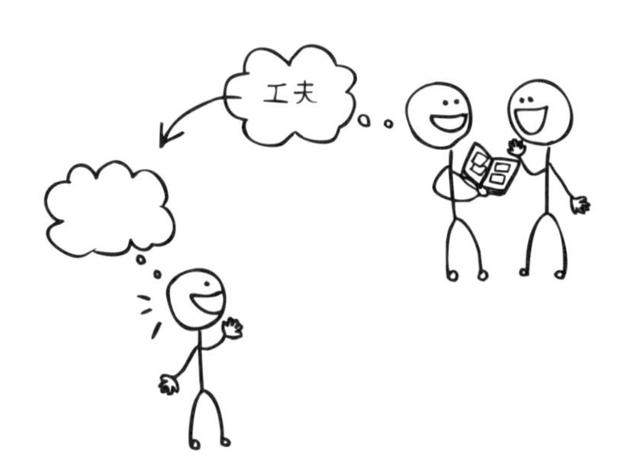

分にまつわる写真をもっておいて、それを見せながら自己紹介をする」という工夫には、《自己紹介グッズ》という名前をつけています。

このように名前をつけることで、その工夫を「ことば」（単語）として扱うことができるようになり、本人、家族、そしてその方たちを支える方々が、その工夫について考えやすくなったり、話しやすくなったりします。「あの喫茶店を《なじみの場所》にしようかな」と考えたり、「この写真を《自己紹介グッズ》に加えよう」と話したりすることができるようになるのです。いきいきと生きる工夫を「ことば」として共有することは、直面している問題を解決したり、これから直面するかもしれない問題を事前に回避したりすることができるようになるという意味で、大きな意義をもっています。

本書で紹介する工夫は、「認知症とともによりよく生きる」ことにつながっているものばかりです。それらをより多くの方に紹介することで、認知症とともに生きている方の生活・人生をよりいきいきとしたものにしたい—それが本書をまとめた動機です。40個の新しい言葉を覚えるつもりで、それぞれの工夫（ことば）に目をとおし、いくつかの工夫（ことば）を日常生活や会話で使ってみることから始めてみていただければと思います。

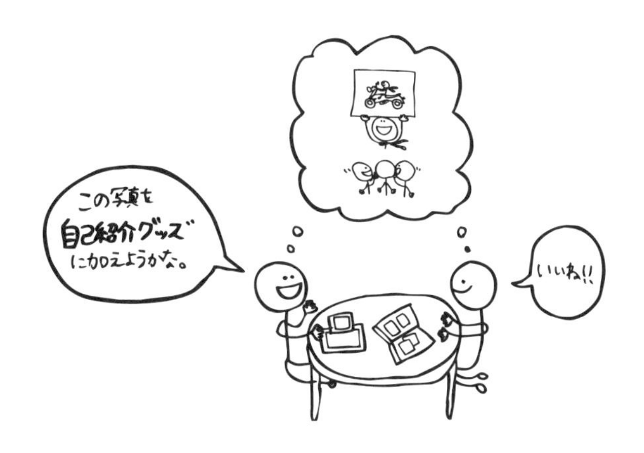

本書の読み方

本書で紹介する「認知症とともによりよく生きる」ための40個の工夫（旅のことば）は、それぞれが見開き２ページで紹介されています。

見開きの左ページの上の方には、大きな文字で「旅のことば」の「名前」が示されています。これは単なる見出しや要約ではなく、工夫の「名前」であり、このことばを単語として会話のなかで使っていくことが、とても重要です。

左ページのイラストの下には、どのような「状況」でこの工夫が使われるのかが書かれています。そして「▼そのとき」に続いて右ページの上段には、その状況ではどのような「問題」が生じがちなのかが書かれています。今そのような問題に陥っていないとしても、「状況」が当てはまっているなら、これからその「問題」が起きるかもしれません。

右ページの中段の「▼そこで」の後には、その問題をどう「解決」すればよいのかという工夫が書かれています。ここで書かれているのは、あくまでもその考え方だけです。実際にどうやるのかという手順などは、細かくは書いていませんので、自分はどのように実現しようかと考えながら読んでみてください。その後、「▼そうすると」に続いて、その工夫を実行するとどのような前向きな結果が期待される

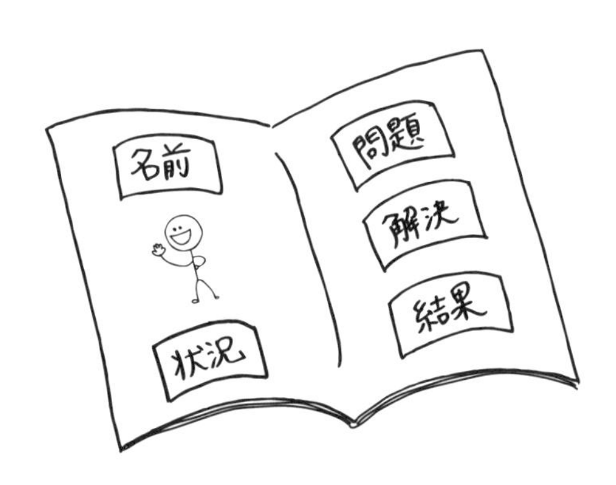

のかが書かれています。そして最後に、関連するほかの工夫が紹介されています。

「旅のことば」は、［本人］の旅のことば、［家族］の旅のことば、［みんな］の旅のことば、という視点の違う３つのグループに分かれています。それぞれのグループには､その立場において抱えがちな問題とそのための工夫がまとめられています。

まずは自分の立場のものから読みはじめるとよいと思いますが、ぜひほかのグループの「旅のことば」も読んでみてください。それぞれの立場で抱える問題や、それを解決した先にある前向きな未来を垣間みることができます｡そうすることで、前向きな未来を一緒につくることもできるでしょう。このように、本人・家族・みんなが互いに支え合いながら「認知症とともによりよく生きる」ことができるように、本書はつくられています。

なお､本書は「～をしたほうがよいでしょう」というアドバイスの表現ではなく、「～をします」というような主体的な表現で書かれています。その理由は、本書に集められたさまざまな工夫を、自分を主語として読んでほしいからです。外からアドバイスをもらうように読むのではなく、自分の内側から未来に向かって工夫を実行する気持ちで読んでいただきたいと思っています。

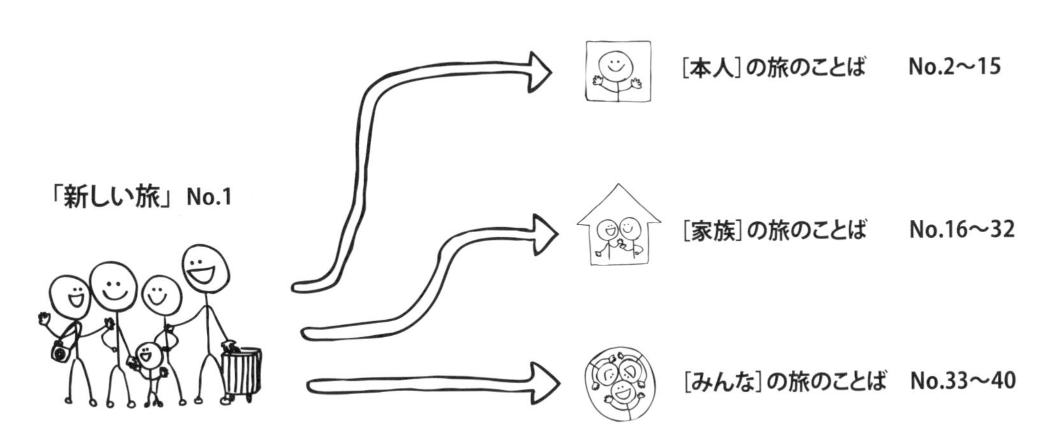

「旅のことば」の使い方

本書で紹介する「旅のことば」には、２つの代表的な使い方があります。

⑴ 気に入った「旅のことば」（工夫）を生活に取り入れる

ひとつめは、「旅のことば」のなかから、自分にとって何らかの発見や新鮮さを感じるものを探し、それを試してみることです。本書で集めたものは、誰かがどこかですでに実践しているものですが、まったく同じようにする必要はありません。自分のなかで共鳴する部分があれば、それを自分なりに実行してみてください。今までとは少し違う新しい行動を起こすきっかけになるかもしれません。

⑵ 気になる「旅のことば」（工夫）についてほかの人と話し、考え方を豊かにする

もうひとつの使い方は、「旅のことば」を使いながら、ほかの人の経験を教えてもらったり、自分から話したりして、工夫について語り合うことです。「あなたに一番役立っていると思うものを教えて！」「私は《活躍の機会》が大切だと思ったのだけど、あなたはどう？」「私は《よい先輩との出会い》の経験はないのだけど、経験したことはある？」などと、話し合ってみてください。ほかの人は何気なくしているけれども、自分では考えもしなかった工夫を聞くことができるかもしれません。また、「旅のことば」を使って話すことは、自分の経験を整理し、ほかの人に役立ててもらえるように伝えるきっかけにもなるでしょう。

「旅のことば」を日常のなかで使ったり、まわりの人との会話に使ってみることで、少しずつ「認知症とともによりよく生きる」ための自分なりの工夫が生まれてくると思います。ほかにもいろいろな方法で「旅のことば」を使ってみてください。

旅のことば

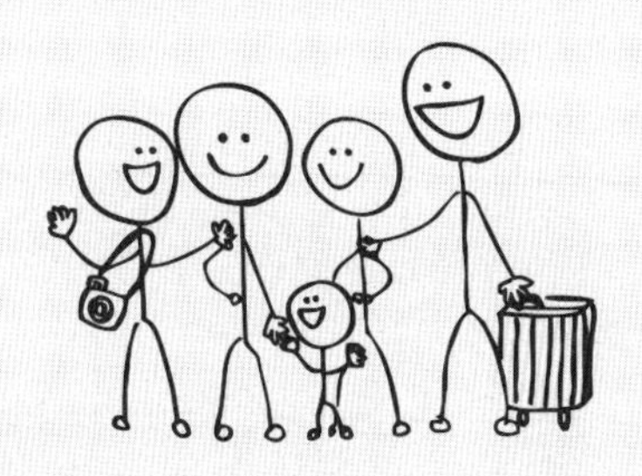

No.1

新しい旅

ともに生きる、新しい旅がはじまる。

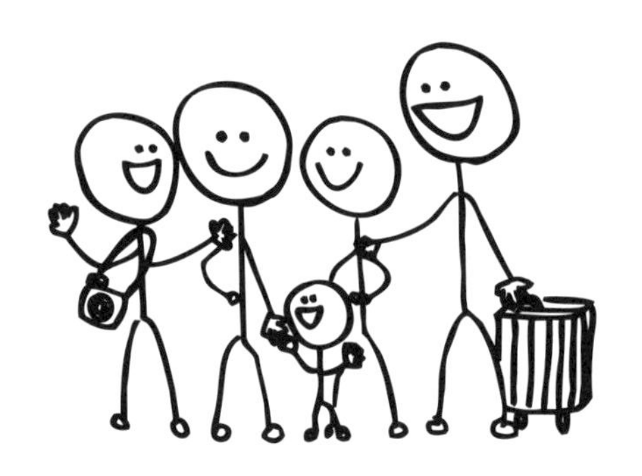

自分、家族、あるいは身近な人が、認知症であると診断されました。

▼そのとき

今の生活や描いていた未来像をそのまま成り立たせることができなくなるかもしれないと感じ、そのことを受け入れられないかもしれません。とくに認知症と向き合うのが初めての場合には、これからどうなるのかわからないという不安に押しつぶされそうになるものです。これまでに介護の経験がある場合には、そのときの記憶がよみがえってくるかもしれません。

▼そこで

生活を大きく変えるからこそ実現できる「新しい旅」がはじまるのだと捉えてみます。たとえば、家族と一緒にいる時間が増えることで、これまで以上にお互いのことがわかり合えるかもしれません。これまでひとりで行っていた場所にも一緒に行くことになったり、これまでのことをふりかえることで知らなかった一面に気づいたりするかもしれません。

▼そうすると

これから過ごす時間は、何かを失っていく時間ではなく、これまで得られなかったものを得て、これまでなかったものをつくっていく時間であるということに気づきます。そして、そのかけがえのない時間をどのように生きるのかは、自分たち次第なのだと思えるようになります。

▷ 3. 出発のあいさつ

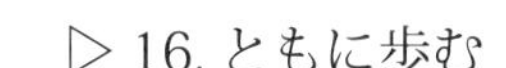
▷ 16. ともに歩む

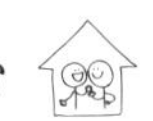

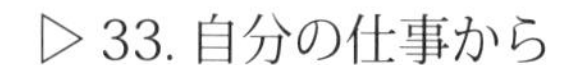
▷ 33. 自分の仕事から

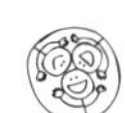

［本人］の
旅のことば

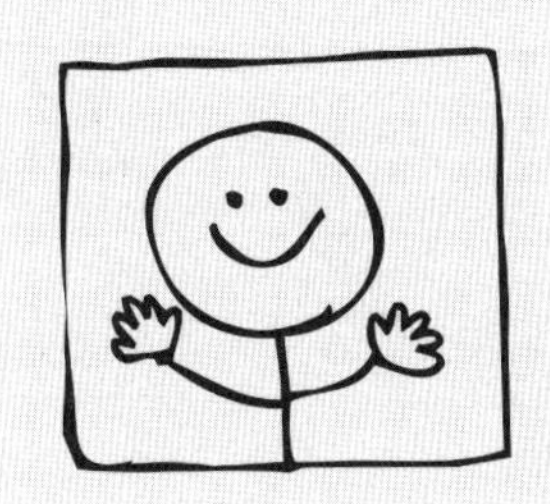

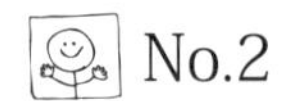 No.2

旅への一歩

ともに生きる、新しい旅のはじまり。

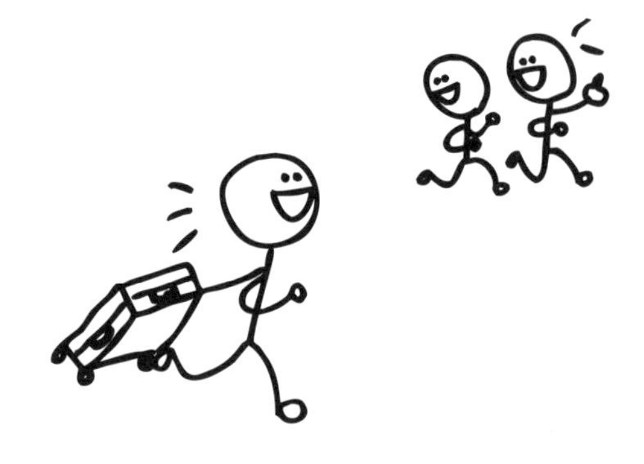

日ごろの物忘れやまわりの人の指摘で、もしかしたら
認知症の可能性があるかもしれないと思うようになりました。

▼そのとき

病院に行くのを嫌って、きちんとした診察を受けることを先延ばしにしてしまいがちです。すると、早期の治療や対策ができず、症状が進んでしまうかもしれません。新しく病院にかかるというのは気乗りしないものです。とくに認知症の場合は、自分がそう診断されるのを怖く感じたり、「これからどうなってしまうのだろうか」「誰かに迷惑をかけてしまうのではないか」と不安になったりするものです。

▼そこで

診察を受けることは、自分らしく、まわりの人とともに、よりよく生きるための《新しい旅》のはじまりだと捉えてみます。自分の状態を知ることは、これからの未来に向かって進むための一歩を踏み出すことなのです。認知症だとわかってからも、いきいきと暮らしている人はたくさんいます。この旅のはじまりは、ひとりで踏み出す必要はありません。不安があれば、安心できる人や家族と一緒に行くこともできます。

▼そうすると

早期に治療を受け、適切な対策をとることができます。また、自分で一歩を踏み出したということが、前向きな気持ちと勇気をもたらしてくれるでしょう。このような前向きな気持ちは、症状の進行をゆるやかにするともいわれています。ここからが旅のはじまりです。自分にとって「よい生き方」とはどういうものなのかを考えるきっかけでもあります。認知症だと診断されたら、まずは家族に《出発のあいさつ》をし、《旅の計画》を立て、《旅の仲間》をつくっていきます。

▷ 3. 出発のあいさつ　▷ 4. 旅の計画　▷ 5. 旅の仲間

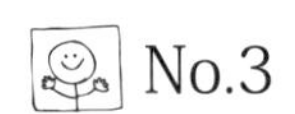 No.3

出発のあいさつ

「よろしく」という
絶好の機会を逃さない。

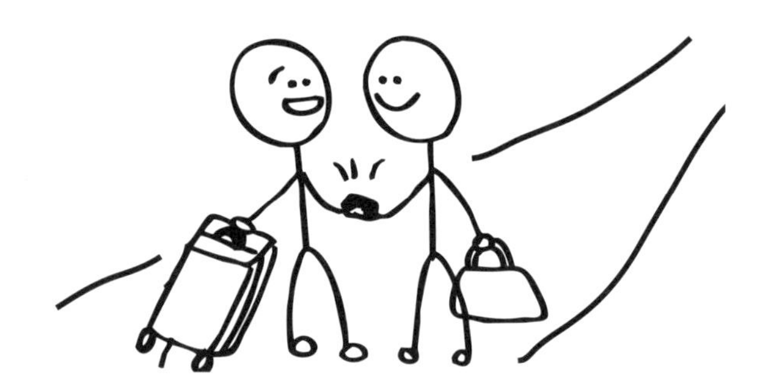

《旅のはじまり》を迎えました。

▼そのとき

症状が軽いうちは、どこまで踏み込んで話してよいのかがわからず、これからの話や介護の準備を十分にできないまま、時間が過ぎてしまいがちです。自分でできることも多いので、なるべく家族に心配させないようにと、これまでどおり振る舞おうとすることもあるでしょう。家族としても、本人がこれまでどおりにしているので、これからの話や介護の話をいつ切り出してよいのか迷うものです。こうして、備えが先延ばしになることがあります。

▼そこで

認知症とともに生きる「旅」がはじまったということについて、家族にきちんとあいさつをしておきます。たとえば、「これから一緒に歩んでいくことになるね、よろしく」とか「これから迷惑をかけるかもしれないけれど、よろしくね」ということを伝えるのです。「よろしく」という気持ちをことばにする機会はなかなかないものですが、認知症と診断されたあとは絶好の機会なのです。

▼そうすると

自分も家族も少しずつ新しい生活に移っていく心構えができます。そして、一度あいさつをしているだけで、認知症とともに生きることについてお互いに口に出して話しやすくなります。まず必要なのは、あくまでも「あいさつ」です。生活を急に変える必要はありません。自分でできることは自分でするのでよいのです。そのうえで徐々に、これからどういう暮らしをしていきたいかについて《旅の計画》を立て、《旅の仲間》をつくっていきます。

▷ 4. 旅の計画　▷ 5. 旅の仲間　▷ 16. ともに歩む

 No.4

旅の計画

ともに生きる未来をつくる。

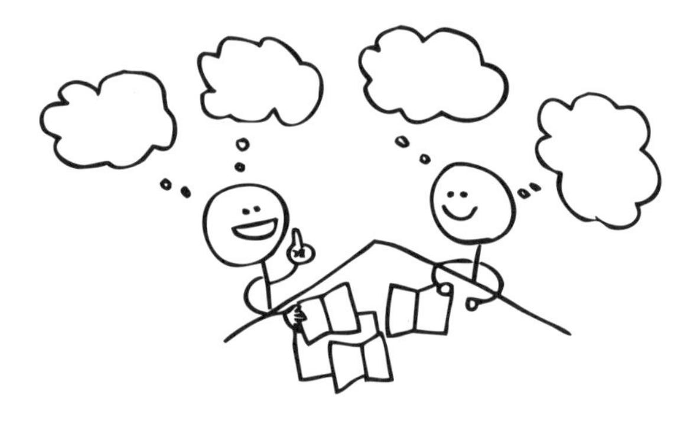

《旅のはじまり》を迎え、《出発のあいさつ》もしました。

▼そのとき

これまで考えていた将来の計画や想定が、そのままでは成り立たないかもしれません。しばらく気持ちの整理がつかないまま時間が過ぎたり、認知症の症状によってできないことが徐々に出てきたりもするでしょう。そういうことをひとりで考えようとすると、気が滅入ってしまうかもしれません。また、自分のことは自分ひとりで決めると思い込まないことも大切です。

▼そこで

家族や友人、あるいは専門家の力も借りながら、一緒に認知症とともに生きる「旅」の計画をつくっていきます。自分はどんなことをしたいのか、どんな役割を担っていきたいのかを話しながら、紙に書き出していきます。そして、それを実現するために、誰のどのような支援が必要かを考えます。目標や夢がすぐに見つからなくても、焦ることはありません。家族や親しい友人と一緒に考え、ときには専門家のアドバイスも受けながら、少しずつ計画を立てていきます。

▼そうすると

やりたいことを具体的にしていくことで、実現できる可能性が高まります。そうなれば、これからの「旅」は、いかようにもできるものだと思えてくるでしょう。家族や友人も夢や目標を聞くことで、それに向かって一緒に動くことができるようになります。これからの「旅」は、自分ひとりのものではなく、家族や友人とともに進めていくものです。《旅の計画》をまわりの人たちと一緒に立てることで、みんなで力を合わせやすくもなります。

▷ 5. 旅の仲間　▷ 22. 夢への準備　▷ 38. 仕事をつくる 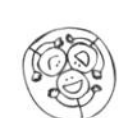

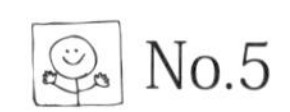 No.5

旅の仲間

仲間がいれば元気に進める。

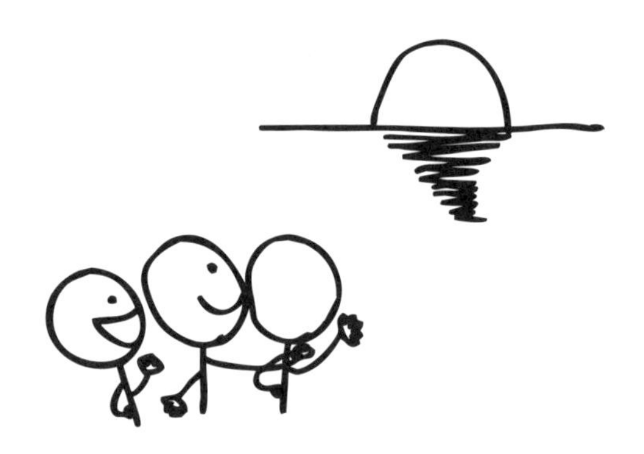

《旅のはじまり》を迎え、《出発のあいさつ》をし、
《旅の計画》を立てています。

▼そのとき

計画を実行するなかで、自信をなくしたり、元気が出なくて憂うつな気持ちから抜け出せなくなったりすることもあります。思い出せないことが増えたり、これまでできていたことがうまくできなかったりすると、自信を失い、ひとりで悩み込んでしまいがちです。本当はできることはたくさんあるのに、できなくなったことにばかり目が向いてしまい、何もする気が起きなくなってしまうのです。

▼そこで

やりたいことに共感しあえる仲間をつくり、一緒に楽しみます。たとえば、これまで一緒に趣味を楽しんできた仲間がいるのなら、認知症になったという事情を話せば、苦手な部分は手伝ってくれるでしょう。あるいは、「働きたい」「社会の役に立ちたい」という思いがあるのなら、まわりの人に話してみましょう。

▼そうすると

ほかの人と一緒に取り組むことで、ひとりでは難しいことも実現の可能性が高まります。 仲間と一緒に取り組むと実現できるということが実感できれば、さらなる行動への意欲も湧いてくるでしょう。それに、一緒に喜んでくれる人がいることは、素敵なことです。また、ほかの人とかかわる時間を増やすことで、自分ひとりで悩んでいる時間も自然と減り、いきいきと自分らしく生きることにつながっていきます。

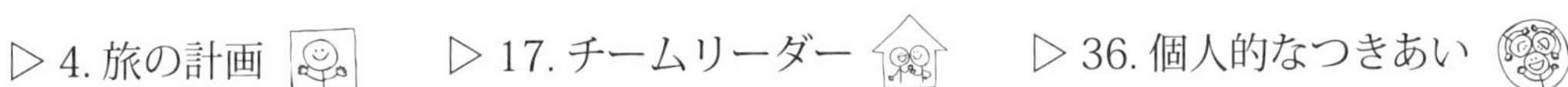
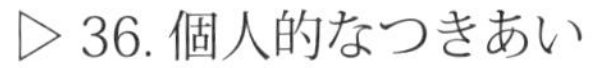

▷ 4. 旅の計画　▷ 17. チームリーダー　▷ 36. 個人的なつきあい

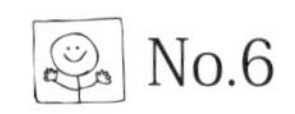 No.6

できることリスト

できないことばかりに
目を奪われない。

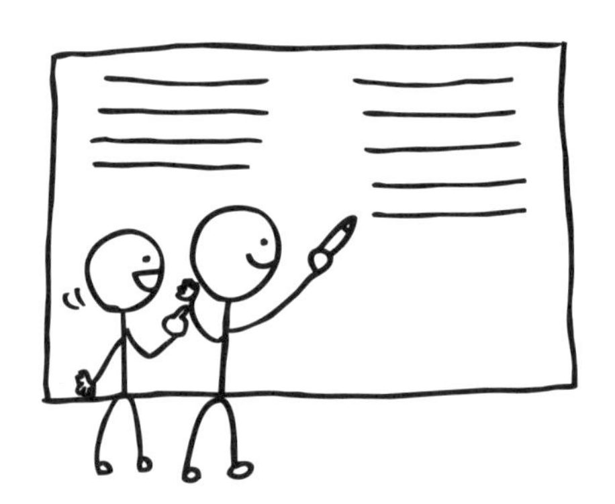

明るく過ごそうと思っても、どうも元気が出てきません。

▼そのとき

この先への不安やおそれによって、気持ちが落ち込んでしまったまま抜け出せなくなっているのかもしれません。これまでできていたことができなくなるというのはショックなことですし、やりたかったことができなくなるかもしれないと悲しくなるのも当然です。しかも、まだ生活が大きく変わったわけではないので、家族はあまり深刻に捉えてくれていないようにも見えてしまいます。そのため、落ち込んだ気持ちをひとりで抱え込んでしまいがちです。

▼そこで

今自分が「できること」をできるだけたくさん書き出してみます。紙と鉛筆を用意して、できることを思いつく限り書き出してみるのです。たとえば、身のまわりの生活や趣味のこと、昔の仕事のことなど、何でも思いつく限り書き出していきます。家族や親しい友人の助けも借りて、一緒に話しながら進めてみます。「こんなことまで？」と思うような細かいことも、とにかくどんどん書いていきます。

▼そうすると

今でもできることがとてもたくさんあることに気づくはずです。これまでは当たり前だと思っていたことも、改めて自分の「できること」として捉えてみると、「できなくなったこと」の数よりもずっと多いことに気づきます。そして心が楽になり、前向きな気持ちが生まれます。また、できることをどう活かすかを考えて、《自分の日課》をつくることにもつながります。

▷ 7. 自分の日課　▷ 12. 今を楽しむ　▷ 22. 夢への準備

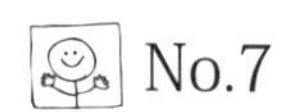 No.7

自分の日課

ちょっとしたことでも
毎日コツコツと。

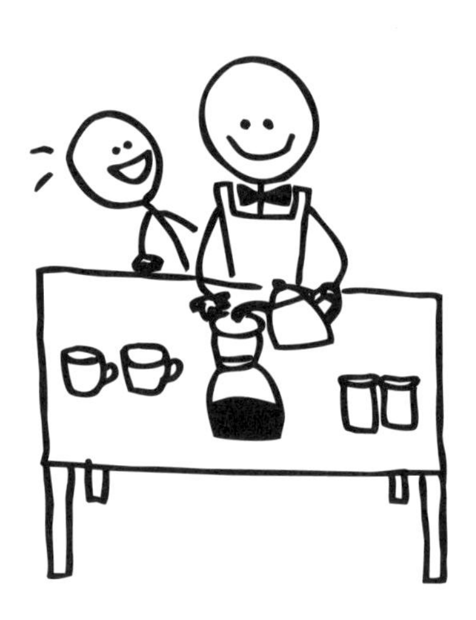

ほかの人にしてもらうことが多くなってきました。

▼そのとき

自分でしないほうがよいかと思って必要以上に任せていると、今できることもできなくなってしまいます。たしかにこれまでどおりできるのか、不安に思う気持ちはあるでしょう。しかも、家族は少しでも手伝ってあげたいと思って、いろいろとやってくれるかもしれません。しかし、できることもやってもらっていると、日ごろの刺激も弱くなり症状を悪化させてしまう可能性もあります。

▼そこで

家族と話し合いながら、自分ができることを活かした「日課」をつくります。たとえば、ベランダや庭の草木に水をあげたり、飼っている犬や猫にエサをあげたり、洗濯をたたんだり、家族のためにコーヒーをいれたりするなど、ひとりでもできる日課を考えてみるのです。《できることリスト》を参考にしながら考えてみたり、家族の希望を聞いてみたりするのもよいかもしれません。

▼そうすると

人にやってもらうばかりの「受け身」になるのではなく、自分から動くことができるようになります。日課をこなしていくと、毎日の生活にリズムが生まれ、自信も生まれます。家族とのやりとりも、今まで以上に充実したものになるでしょう。

▷ 6. できることリスト  ▷ 21. 活躍の機会 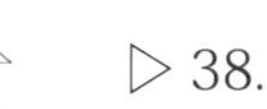 ▷ 38. 仕事をつくる

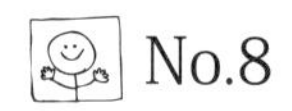 No.8

自分をあらわす部屋

好きなものや大切なものが
自分らしさを感じさせてくれる。

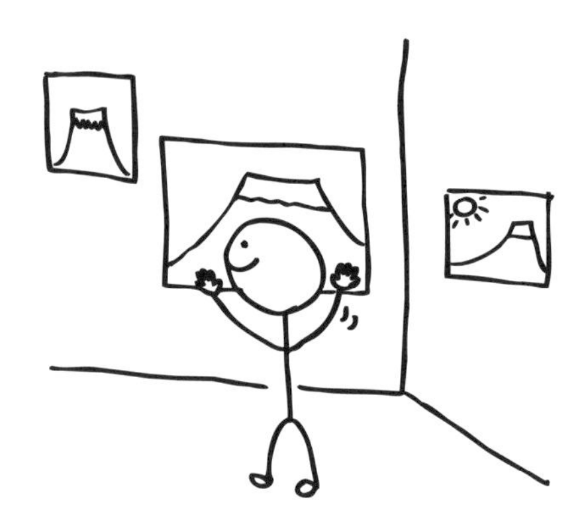

自分の記憶が薄れていくことに不安を感じています。

▼そのとき

まだ先のことですが、自分がどのようなところに「自分らしさ」を感じていたのかが自分でわからなくなると、悲しい気持ちになるものです。そのようなときには、思わずまわりの人に対してつらく当たってしまうこともあるでしょう。そうなると、ますます自分らしくないと感じてしまうかもしれません。

▼そこで

自分が美しいと思うものや大切にしているもの、自分の人生を物語るものなどで部屋を満たします。たとえば、家族や仲間との写真、手紙、思い出の品、自分の好きな絵、収集したコレクションなどを棚や机に飾ってみます。どんなものでもかまいません。自分らしさを部屋に覚えておいてもらうのです。

▼そうすると

その部屋に入れば、いつでも自分らしさを感じられるようになります。大切なものや好きなものたちで満たされた部屋は、「自分らしさ」を映し出す鏡です。たとえ細かいことを思い出せなくても、その一つひとつの質感が、自分にとって大切な感覚になります。それらを見ながら、家族や友人と語り合うのもよいですね。

▷ 13. 自己紹介グッズ　▷ 14. 自分なりの表現　▷ 32. 小さな気づき 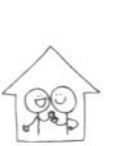

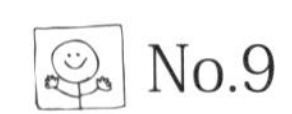 No.9

なじみの居場所

家族も知っている外出先をつくる。

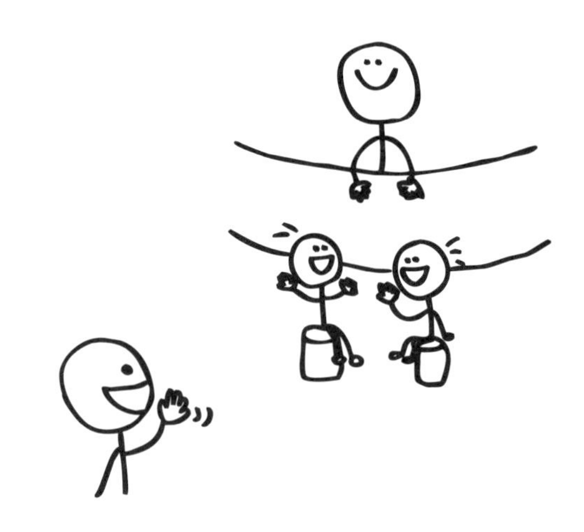

外に出るよりも家にいることが多くなりました。

▼そのとき

認知症だからといって、ずっと家のなかにいると気が滅入ってしまいます。同じ場所に居続けるのはストレスがたまりやすいものだからです。しかし、あちこち自由に出かけようとすると、家族が心配するかもしれません。もしかしたら出先で状況がわからなくなり、困ってしまう可能性があるからです。

▼そこで

自分ひとりで行けて、家族も知っている行きつけの場所をつくります。すでにそのようなお気に入りの場所があれば、そこを自分の《なじみの居場所》だと家族に伝えておきます。まだない場合には、家の近くの喫茶店や小さな美術館など、居心地のよさそうな場所を探すことからはじめます。家族や友人と一緒に探すと安心です。よさそうな場所が見つかったら、その場にいる店員さんや常連さんたちに、ひとこと挨拶をしておくと早くなじむことができるでしょう。

▼そうすると

家のほかに居心地のよい場所があることで、豊かな時間を過ごすことができます。ほかの人とともにする時間も増えるでしょう。家族にとっても、いつもの《なじみの居場所》にいるとわかっていれば安心です。万が一、認知症の症状が出て困ったとしても、なじみの店員さんや常連さんがいれば、状況を理解して対応してくれるでしょう。

▷ 12. 今を楽しむ　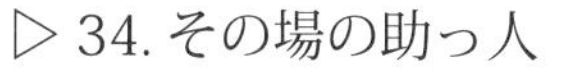▷ 34. その場の助っ人 　▷ 36. 個人的なつきあい

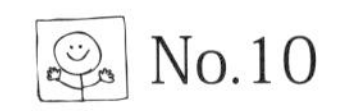 No.10

よい先輩との出会い

自分より前を歩いている人から学ぶ。

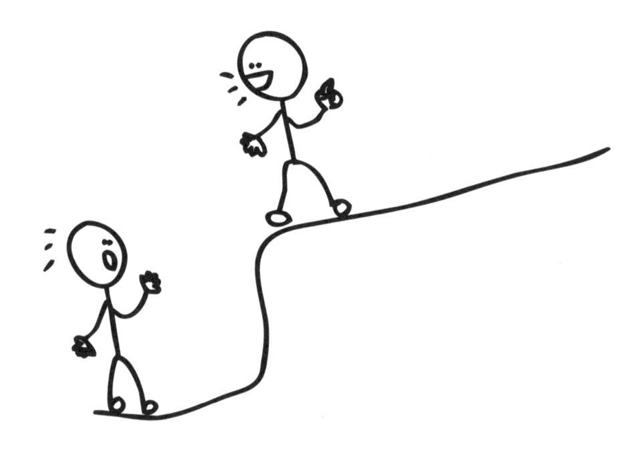

認知症についてのアドバイスを聞いたり読んだりしたので、
それを自分もやってみたいと思っています。

▼そのとき

頭ではわかっていても、実際にやろうとすると具体的にどうすればよいのかがわからないことがあります。どこからどのように手をつければよいのか、自分の状況に合わせるにはどうしたらよいのか、などがわからないとできないからです。試しにやってみても、本当にそれでよいのかわからないと、自信をもって続けることはできません。

▼そこで

認知症とともによりよく生きている「よい先輩」を見つけて、話を聞きます。近くにそういう人がいれば、会いにいきましょう。知り合いや家族会などを通じて紹介してもらうこともできます。そのような人が近くにいない場合は、認知症と向き合いながら自分なりの生き方をしている人の本を読み、自分に置き換えて考えてみます。勇気を出してその人に連絡を取ってみたり、その人の講演があれば聞きに行ってみると人となりがよくわかり、参考にしやすくなります。

▼そうすると

その人なりのやり方や工夫を学んだり、相談にのってもらったりすると、自分に合った工夫のしかたが見えてきます。また、同じような状況にいる人の生き方を知ることで、自分の生き方を考えるうえでの糧となるでしょう。さらに、いきいきとしている先輩の姿を見ることで「自分ももっとできるかもしれない」と前向きな気持ちになるかもしれません。

▷ 11. 流れを変える　▷ 18. わが家専門家 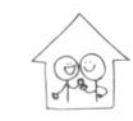　▷ 39. 声を届ける 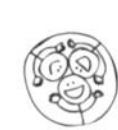

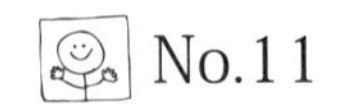 No.11

流れを変える

小さなきっかけでも
大きな変化につながることがある。

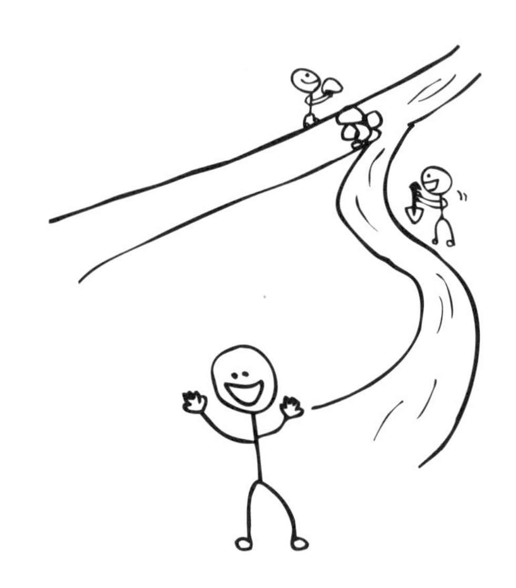

認知症とともに生きる「旅」にも、少しずつ慣れてきました。

▼そのとき

社会的な不便や不満を感じ、「もっとこうだったらよいのに」と思うことがあっても、自分ひとりや家族で抱え込んでいるだけでは、本質的な解決にはつながりません。自分たちだけでできることは限られています。社会的な制度や人々の意識がかかわる問題は、そう簡単に解決には向かいにくいものです。

▼そこで

少しでも流れを変えられるように、認知症の当事者としての経験がより多くの人に伝わるように発信していきます。たとえば、自分の経験や感じたこと、困っていることなどをインターネット上に書いたり、新聞に投書したりして、より多くの人に当事者の声を届けるのです。できるのであれば、講演や対談をする機会をつくってもらうのもよいでしょう。これまでにそのような経験がなく不安な場合には、家族やまわりの人にも相談してみましょう。

▼そうすると

経験したからこそわかる問題点を多くの人に知ってもらうことができ、その解決に向けての動きを促すことにつながります。たとえ自分で解決策を提案できなかったとしても、そこで語られたことはほかの人の意識を変え、刺激となるでしょう。また、自分の経験や考えを整理することで、自分のことを見つめ直すきっかけになり、自信にもつながります。さらに、発信したメッセージを受けた人たちが励まし合う仲間となったり、人とのつながりが一気に広がることもあります。

▷ 6. できることリスト 　▷ 21. 活躍の機会 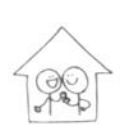　▷ 39. 声を届ける 

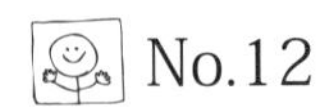

No.12

今を楽しむ

この瞬間、幸せであること。
このかけがえのなさを忘れない。

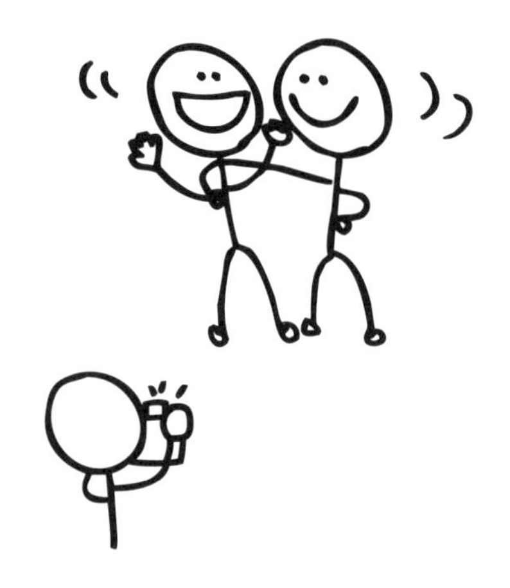

地域で集まるイベントや旅行など、楽しそうな企画があるようです。

▼そのとき

参加してみたい場やイベントがあっても、重い腰がなかなか上がらないことがあります。自分もほかの人がやっているようにできるだろうか、以前できたことがうまくできなくなっているかもしれない、という不安があるからかもしれません。

▼そこで

うまくできるかどうかではなく、「今の一瞬一瞬を楽しもう！」と考え、思い切って参加してみます。以前の自分と比べていては、そのことばかりに気をとられて今を楽しむことはできません。また、ほかの人と比べていても、自分らしい時間を過ごすことはできません。そうではなく、今のひとときを過ごすことを純粋に味わうのです。ひとりが不安であれば、家族や友人と一緒に参加することもできます。そして、心から楽しみます。

▼そうすると

わくわくする気持ちや高揚感を味わい、いつもとは違う時間を過ごすことができます。そして、次の機会も楽しみたいという前向きな気持ちと活力が生まれます。また、自分が楽しんでいる姿を見て、まわりの人もうれしくなり、ともによい時間を過ごすことになるでしょう。このように以前の自分やまわりの人と比べるのをやめ、今を楽しむことに集中すれば、いきいきとよりよい日々を過ごすことができます。

▷ 6. できることリスト 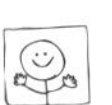 ▷ 29. 特別な日 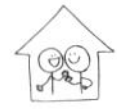 ▷ 37. ないまぜのイベント 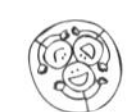

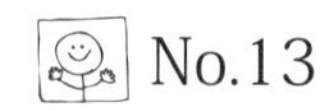 No.13

自己紹介グッズ

百聞は一見にしかず。
見せるものがあれば、もっと伝わる。

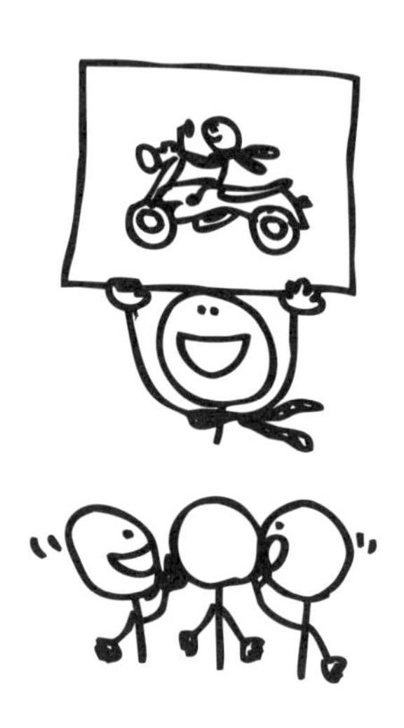

いろいろな場面で人と出会う機会が増えてきました。

▼そのとき

自己紹介や最近のことを話すとき、思うようにことばが出なかったり、時間がかかったりして、うまく伝えられないこともあるかもしれません。たとえ自分のことであっても、その場ですぐに思い出せないこともあります。そういうときには、焦ってしまったり、悲しい気持ちになってしまったりするかもしれません。また、このようなことが何度かあると、人に会うことが嫌になってしまうかもしれません。

▼そこで

小さなアルバムやノートに、自分のことをあらわす写真などを入れて持ち歩くようにします。写真は、家族や趣味、仕事、旅行など、今とこれまでの自分に関係するどんなものでもかまいません。興味・関心がある雑誌や新聞の切り抜き、また座右の銘や好きなことばなどでもよいでしょう。そのような自分らしさが伝わるアルバムを、家族や友人と話しながらつくるのも楽しいものです。

▼そうすると

自分のことを、焦ることなく自分のペースで伝えることができるようになります。また、写真があることで、ことばだけよりもより魅力的に伝えることができ、会話も盛り上がるでしょう。さらには、そのようなアルバムやノートをつくること自体が、自分のことをふりかえる有意義で楽しい時間になります。家族や友人とつくると、いろいろなことを話すきっかけにもなるでしょう。いわば、持ち運ぶことができる《自分をあらわす部屋》ですね。

▷ 8. 自分をあらわす部屋　▷ 30. いろんな世代　▷ 37. ないまぜのイベント

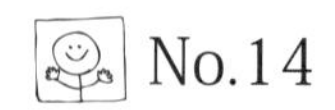

No.14

自分なりの表現

人は誰でもアーティスト。

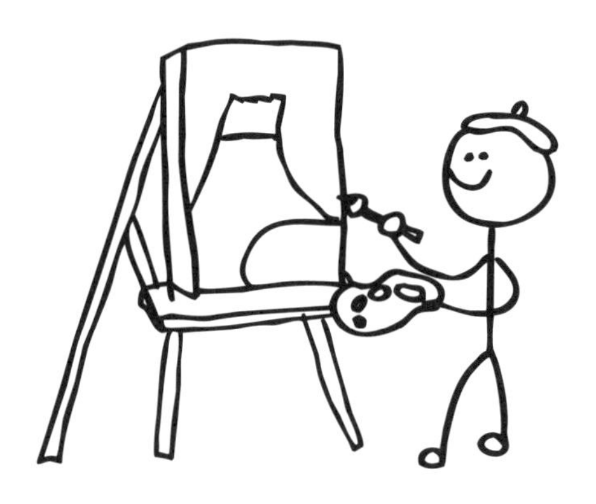

日々の生活のなかで、言いたいことが
うまく言えていないような気がしています。

▼そのとき

気持ちがうまく伝えられないと、そのときどきでストレスがたまるだけでなく、徐々に自信が薄れていってしまいます。ことばによるコミュニケーションが当たり前だと思われている世の中で、思ったことがうまく伝えられないのは誰にとっても辛いことです。まわりにはその気持ちさえも伝わりにくいので、もどかしい思いがどうしても自分のなかにたまっていってしまいます。そうなると、徐々に人と会って話をすることを避けたい気持ちになるかもしれません。

▼そこで

ことば以外の方法で、自分の気持ちや感覚を表現することを楽しみます。写真が好きならば、自分がよいと感じたものを写真に撮るのです。絵を描いたり、作品をつくったりして自分を表現している人もいます。自分の好きな服で出かけることも、好きな歌を楽しんだりすることも、自分を表現する手段です。まわりの人を笑わせるのが好きなら、だじゃれを考えてみんなに披露するのもよいでしょう。

▼そうすると

感じたことをかたちにして表現することが楽しくなり、自信につながります。何かに熱中する楽しみや、かたちに仕上げるわくわく感で、充実した気持ちが生まれるでしょう。作品がたまってきたら、身近な場所で小さな展覧会を開き、家族や友人に観てもらうこともできます。感性のおもむくままに表現したり、新しい自分を発見したりすることで、よりいきいきと彩りのある日々を送ることができるでしょう。

▷ 8. 自分をあらわす部屋 ▷ 13. 自己紹介グッズ ▷ 31. わくわく実行委員会

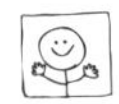 No.15

ことばのギフト

「ありがとう」は、
心に届くギフトになる。

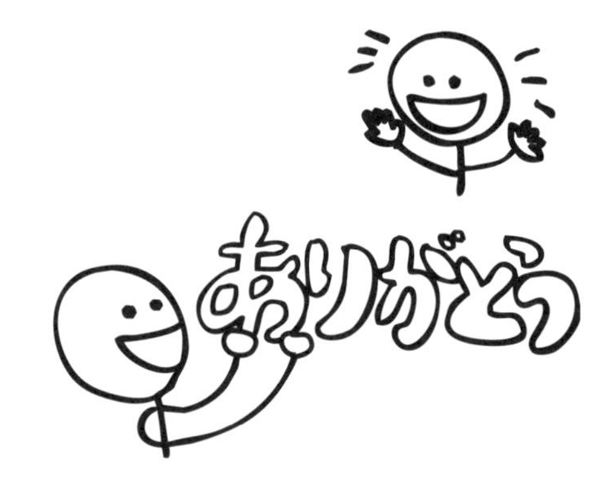

家族やまわりの人に、いろいろな面で支えてもらっています。

▼そのとき

感謝の気持ちがあっても、思っているだけでは相手には伝わりません。自分では態度で表しているつもりでも、まったく伝わっていなかったり、別の意味に受け取られたりすることもあります。とくに親しい相手には、言わなくてもよいだろうと思ってしまいがちです。しかし、毎日を一生懸命に過ごしていると、家族やまわりも少しずつ疲れてくるものです。そのときに、支えてくれていることに対して何の反応もないと、気持ちのやり場がありません。

▼そこで

感謝している気持ちは、ことばにして伝えるようにします。目をつぶると頭に浮かぶ人たちには、「ありがとう」とことばで伝えてみましょう。何かをしてもらったときに、「いつも、ありがとう」と言えばよいのです。言い出すのがなかなか難しい人には、短い手紙やメモ書きを渡すのでもよいかもしれません。大切なのは、感謝の気持ちをはっきりとことばにすることです。感謝の気持ちを感じたら、何度伝えてもかまいません。それだけ支えてもらっているのですから。

▼そうすると

支えてくれていることに対して気持ちのお返しができ、自分も相手もあたたかい気持ちになります。また、感謝を伝えようとしてまわりに目を向けることで、誰がどのような思いでどれだけ苦労や努力をしているのかが、今まで以上に見えてくるでしょう。《旅の仲間》への感謝の気持ちは、何度ことばにしても尽きることはありません。

▷ 5. 旅の仲間　▷ 16. ともに歩む　▷ 36. 個人的なつきあい

［家族］の
旅のことば

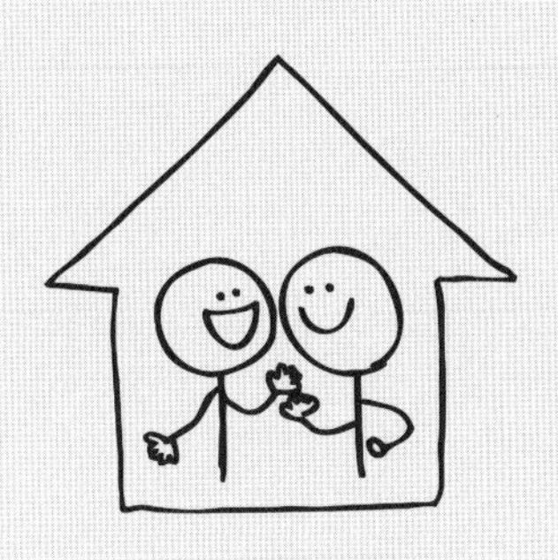

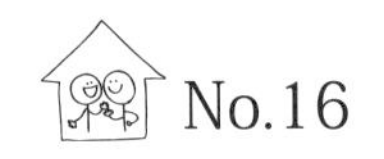

No.16

ともに歩む

新しい旅への一歩を
一緒に踏み出す。

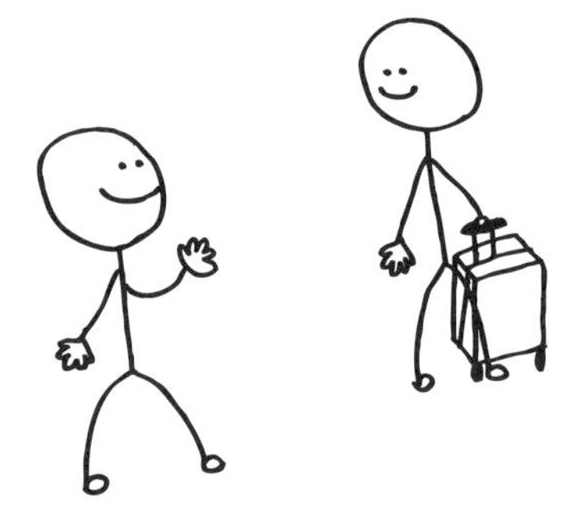

日ごろの物忘れや振る舞いから、家族に認知症の
可能性があるかもしれないと思うようになりました。

▼そのとき

病院に行くことを勧めづらかったり、本人が嫌がったりして、きちんとした診察を受けることを先延ばしにしてしまうことがあります。すると、早期の治療や対策ができず、症状が進んでしまうかもしれません。新しく病院にかかるというのは気乗りしないものです。とくに認知症の場合は、自分がそう診断されるのを怖く感じたり、「これからどうなってしまうのだろうか」「誰かに迷惑をかけてしまうのではないか」と不安になったりするものです。

▼そこで

診察を受けることは、その人らしくよりよく生きるための《新しい旅》のはじまりだと捉え、その一歩をともに踏み出します。認知症とわかってからも、いきいきと楽しく暮らしている人はたくさんいます。しかし本人は、はじめは不安でいっぱいです。そっと寄り添い、ともに一歩を踏み出してくれる人は、かけがえのない存在なのです。

▼そうすると

早期に治療を受け、適切な対策をとることができます。ここからが旅のはじまりです。自分たち家族にとって「よい生き方」とはどういうものなのかを考えるきっかけでもあります。家族が認知症だと診断されたら、《チームリーダー》を決めて体制を整え、《三種のつながり》をつくっていきます。

▷ 2. 旅への一歩　▷ 17. チームリーダー　▷ 19. 三種のつながり
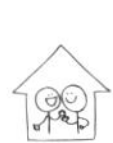

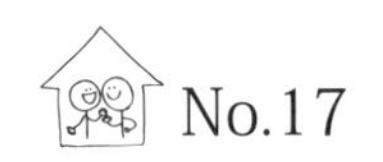

No.17

チームリーダー

ひとりで抱え込まない。

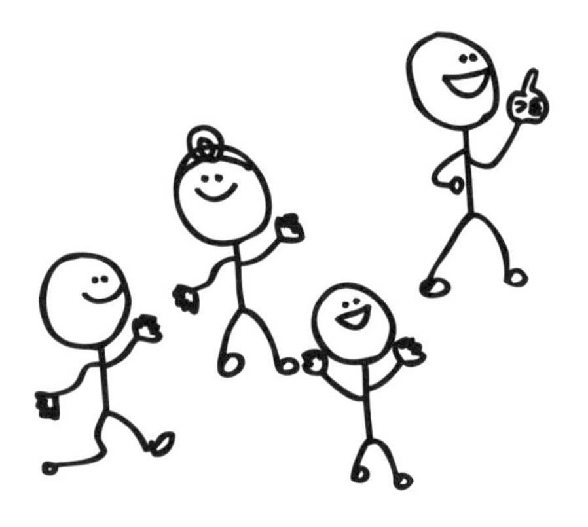

認知症と診断された家族を、一番近くで支えることになりました。

▼そのとき

すべてを自分ひとりでやろうとすると、最初はなんとかなったとしても次第に心身ともに疲れ果ててしまいます。認知症は、進行するにつれていろいろな対処や支援が必要となります。そのすべてをひとりでやろうとしても、専門的な知識が必要となったり、やることが多くなったりしてうまくいかなくなります。自分ががんばらなければ、という責任感が強い人ほど無理をしてしまいがちです。

▼そこで

自分のことを、サポート・チームの「リーダー」であると捉え、チームのメンバーを考えて体制を整えます。まず、自分以外の家族はチームメンバーです。そして、医療や介護に関わる専門的な立場の人も、それぞれの役割を担うチームメンバーだと捉えます。自分はリーダーとして、メンバーたちと日々話し合い、それぞれの力を引き出して、よいサポートができるようにします。すべてを自分ひとりでやるのではないのです。

▼そうすると

ひとりで悩み込むこともなく、適切なサポートを続けることができます。それに、ひとりでは思いつかない発想や、知り得なかった情報を得ることもできます。専門家や家族会の人などに、よその家ではどんな工夫をしているのかを聞いてみると、そのときどきで生じる問題を早く適切に解決できます。そうなると、気持ちの余裕も生まれ、《新しい旅》のかけがえのない時間を大切に過ごすことができます。

▷ 5. 旅の仲間　▷ 18. わが家専門家 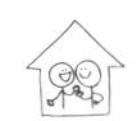 ▷ 19. 三種のつながり 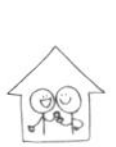

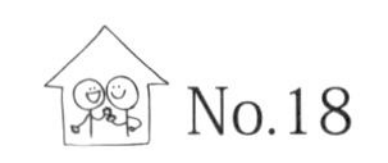

No.18

わが家専門家

自分たちのことは、
自分たちが誰よりも知っている。

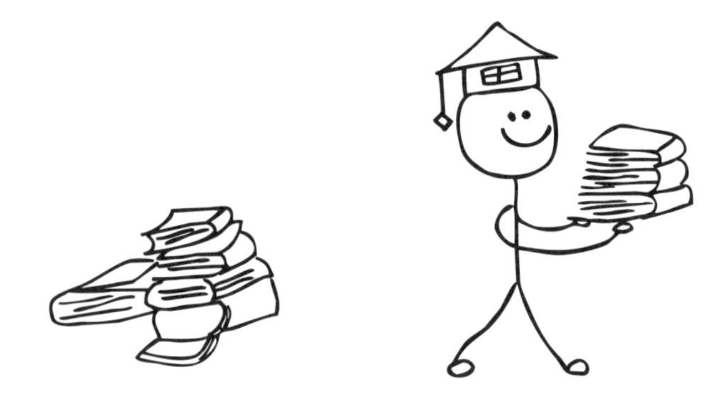

介護について、本やインターネットなどからいろいろな情報を得ました。

▼そのとき

集めた情報をそのまま実践しても、うまくいくとは限りません。自分たちの状況と、本やインターネットで紹介されている状況がぴったりと合っているとは限らないからです。認知症の種類や進行状況、本人の性格や好み、家族の事情などによって、何が適切かは変わってきます。そのため、得た情報を正しいと信じ込んで無理にでも取り入れようとすると、うまくいかなかったり、逆効果になったりすることもありえます。

▼そこで

「自分はわが家(や)についてのプロである」と胸を張り、自分の家で役に立ちそうな情報とそうでないものを取捨選択するようにします。認知症のプロではありませんが、自分たち家族のことは世界で一番よくわかっているはずです。一般的に「よい」と言われているものであっても、本当に自分たちに合うのかどうかを考えることが大切です。結婚や育児と同じで、何事も聞いた話のとおりには進まないのだ、と考えるとよいかもしれません。

▼そうすると

よいはずなのにうまくいかないと思うことが減り、自分たちに合った方法で《新しい旅》を歩んでいくことができます。また、このような視点で情報に触れることで、自分たちなりのアレンジや、まったく新しい方法を思いつくかもしれません。まわりから相談されたときにも、あくまでも自分の家のやり方として「うちの場合はこうしたよ」と、一例として話すとよいでしょう。

▷6. できることリスト　▷17. チームリーダー　▷32. 小さな気づき

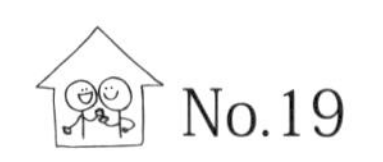
No.19

三種のつながり

医・介・友、三つの相談先。

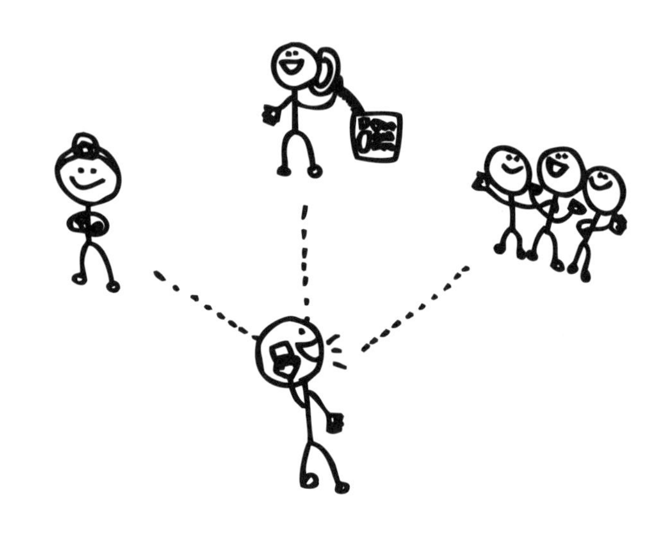

介護にかかわる生活がはじまり、
いろいろな問題や悩みが出てくるようになりました。

▼そのとき

専門的なことから生活のことまで、いろいろな種類の問題・悩みが生じるので、そのすべての相談ができる人を探しても、見つかりません。たとえば、医療や介護については、その道の専門家が適切な対処法やこれまでの事例を知っています。しかし、そのような専門家は、自分たちの家族のことを詳しく知っているわけではありません。逆に、自分の友人は、家族のことを知っているかもしれませんが、医療や介護には詳しくない場合がほとんどです。

▼そこで

医療の相談、介護の相談、悩みの相談、というように相談の種類に合わせて、それぞれに信頼できる相談先をつくります。医師やケアマネージャーには、治療や症状への対応についての専門的な相談をします。同じように介護をしている人には、介護生活に関するコツや悩みを共有し合います。介護とは関係のない親しい友人には、たわいもない話をしたり、日々感じていることを打ち明けて聞いてもらったりします。

▼そうすると

どのような問題に直面しても、適切な相談先が見つけられます。そのようなつながりをもっていることは、これから生じるかもしれない問題に対する不安感を払拭し、安心感を与えてくれ、本人にとっても家族にとっても、よりよい時間を過ごすための基盤となります。

▷ 17. チームリーダー　▷ 26. 自分の時間 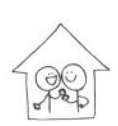　▷ 35. 見守りサポーター

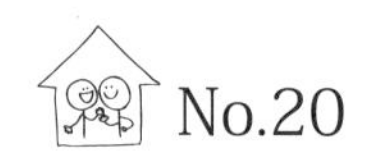 No.20

さりげない告白

何かのついでに世間話のように。

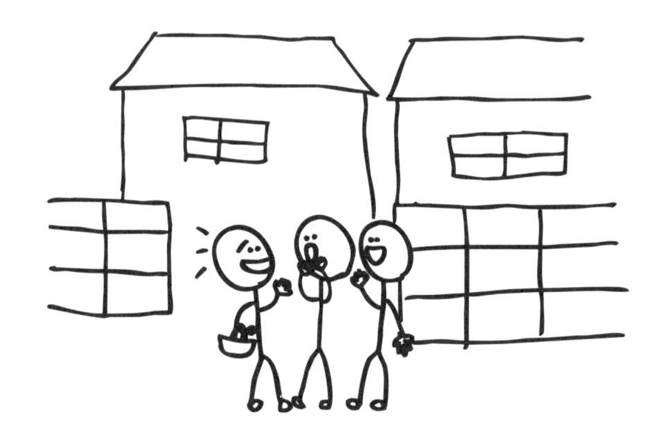

家族が認知症になったということを、
自分の職場や近所の人にまだ話せていません。

▼そのとき

認知症になったことを、関係のある人たちに伝えられないまま、自分たちだけで抱え込んでしまいがちです。どのようなときにどのように切り出せばよいのでしょうか？　ただでさえ病気のことを人に伝えるのは難しいものですが、認知症と言うと徘徊などのイメージがあるせいで、なおさら打ち明けにくいと思ってしまいがちです。そして、言えないまま時が過ぎると、ますます打ち明けづらくなってしまいます。

▼そこで

何か特別な機会をつくるのではなく、何かのついでに世間話のように伝えてみます。たとえば、買い物帰りや犬の散歩のとき、家の前を掃除しているときや通勤時に駅で会ったときなど、日常的によくある場面こそ、実は話を切りだすタイミングとして最適です。そのようなときに、「この前、病院に行ってみたら認知症といわれてね」などと切り出してみましょう。話の最後には、「もしかしたら、これから何かお世話になることがあるかもしれないから、そのときはよろしくね」などとあいさつしておくと、自然に話を締めくくることができます。

▼そうすると

家族で抱え込んだり、言えないと悩んだりすることがなくなり、徐々に味方が増えていきます。話した人のなかには、親身になって相談にのってくれる人や、情報を紹介してくれる人も出てくるかもしれません。ときには偏見をもった人のことばで傷つくこともあるかもしれませんが、そういうときは聞き流し、信頼できる人との関係づくりに集中するとよいでしょう。

▷ 17. チームリーダー　▷ 19. 三種のつながり　▷ 35. 見守りサポーター

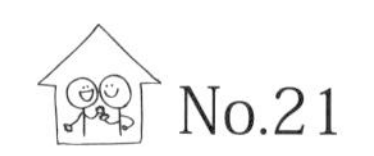
No.21

活躍の機会

小さくても貢献。

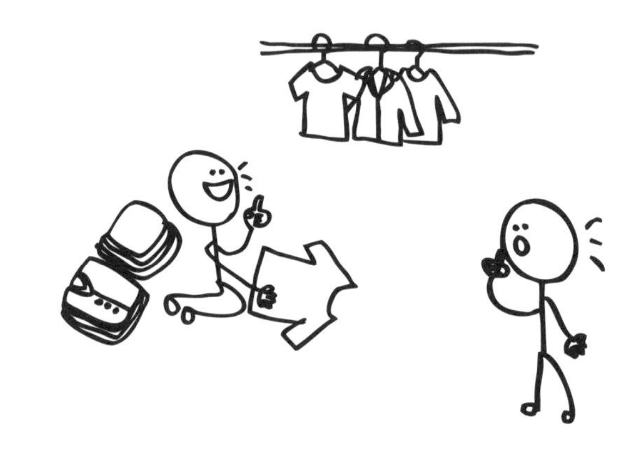

介護に一生懸命に取り組むなかで、
いろいろなことを本人の代わりにやってしまいます。

▼そのとき

本人ができることなのに、代わりにやってしまうことが続くと、本人がやることがなくなり、次第に本当に何もできなくなってしまいます。本人の代わりにすべてを引き受けることが、介護なのではありません。本人ができることも取り上げてしまうと、生き甲斐や刺激が少なくなり、心身ともに弱ってしまいます。本人も何かやろうと思っていても、余計な面倒をかけるかもしれないと思い、自分では言い出せないのかもしれません。

▼そこで

ちょっとしたことでよいので、本人が「よし、やってみよう！」と思えるような機会をつくります。たとえば、自分の手の届かないところにあるものを取ってもらうために、「ちょっと手伝って」というような小さなことでもよいのです。《活躍の機会》は、家のなかだけでなく、ほかの人たちがいる場でもつくることができます。たとえば、食事の席で乾杯の音頭をとるといったような小さな《活躍の機会》をつくるとよいでしょう。

▼そうすると

本人も、ただ受け身になって介護をされるという生活ではなく、貢献できるところもあると感じられます。このことは、前向きな気持ちを生みます。また、何かに一緒に取り組んだり、協力して成し遂げたりすることは、本人・家族ともに充実した時間を過ごすことにつながります。さらに、家庭以外での《活躍の機会》は、社会のなかでの役割や人との関係をつくるきっかけになります。

▷ 7. 自分の日課　▷ 32. 小さな気づき 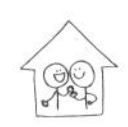 ▷ 38. 仕事をつくる 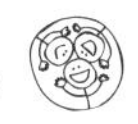

No.22

夢への準備

早めの一歩が、
実現へとつながる。

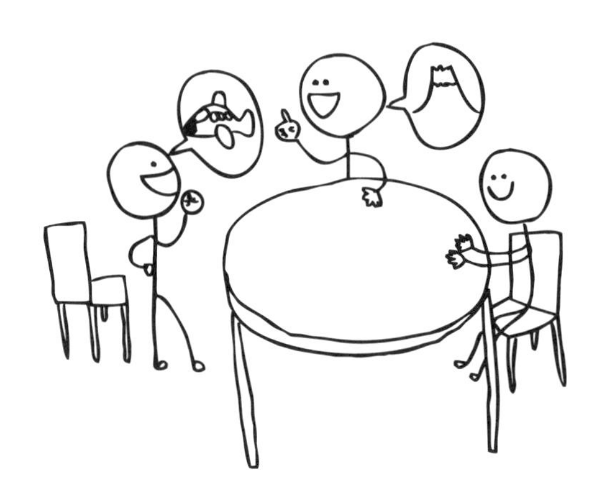

本人に、やりたいことや叶えたいことがあると知りました。

▼そのとき

本人のやりたいことや叶えたいことを実現してあげたいという気持ちがあっても、「もっと調子がよくなったときに」と先延ばしにしていると、実現できなくなってしまう可能性が高くなります。また、日々の介護に追われていると、つい「もう少し余裕ができたら」とも考えてしまいがちです。とくに、特別な工夫や準備が必要なことだと、「今はとても無理だ」と考えてしまいます。しかし、先延ばしにするのは、実現の可能性を下げることにつながってしまいます。

▼そこで

難しいと思うことでも、実現へと向かうための準備を少しずつ進めていきます。たとえば、旅行に行きたいという希望があれば、行き先や交通手段を調べることに着手し、同行してくれる人も探します。医師や介護の専門家にも、どのような準備や注意が必要かを聞いてみます。実際にこうやって、「富士山に登る」という夢を叶えた家族もいます。毎日少しずつ準備を進めれば、なんとかなるものです。

▼そうすると

本人のやりたいことや叶えたいことが実現できる日が近づきます。また、実際に少しでも準備を進めることで、本人の気持ちが前向きになります。夢や情熱は、人を動かします。準備の過程で、いろいろな協力者に出会うことにもつながります。その人たちの助けも借りながら、なんとか実現できたときには、大きな達成感と、次なる挑戦への気持ちが湧いてくるでしょう。

▷ 4. 旅の計画　▷ 17. チームリーダー　▷ 33. 自分の仕事から 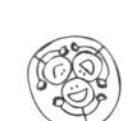

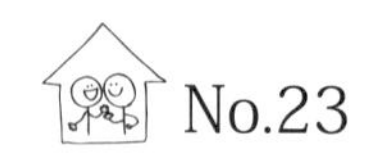
No.23

おもしろ化

何気ないひとことでも
盛り上げて返してみる。

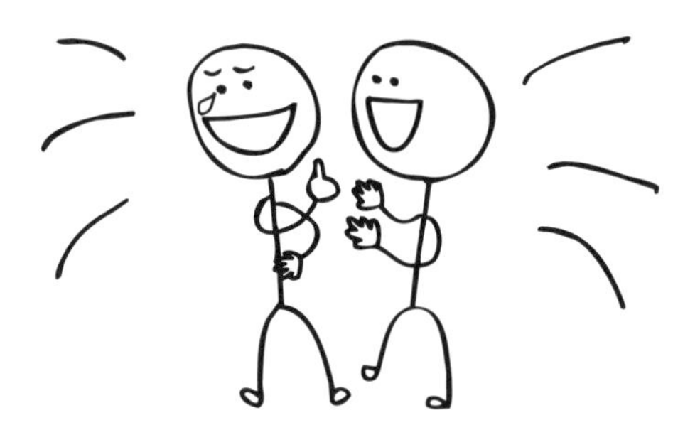

日々、一生懸命に介護に取り組んでいます。

▼そのとき

認知症や介護に関する話題が増えてくると、一緒に笑ったり会話を楽しんだりすることが少なくなりがちです。医療や介護の話は、正確に情報を伝えなければならなかったり、深刻な話が含まれたりするので、どうしても真剣な雰囲気になるものです。そのため、一緒に過ごすかけがえのない時間なのに、少し暗い感じになりがちです。

▼そこで

相手が「楽しい」と思う気持ちを見つけ、その楽しさを広げるつもりで会話を明るく盛り上げます。一緒にいる時間が少しでもよい時間になるように、明るくおもしろく盛り上げるのです。そのためには、自分の言動を少し意識的に楽しくするような反応にしてみるとよいでしょう。たとえば、本人が何気なくつぶやいたひとことを、「自分がおもしろくさせせちゃうぞ！」という気持ちで明るく返すのです。そうやって、少しずつ冗談を言い合えるような雰囲気をつくっていきます。

▼そうすると

日々たくさんの笑顔が生まれ、明るく楽しい空気に包まれます。真面目な話が多い分、これでバランスがとれるようになります。明るく楽しい雰囲気は、疲れを癒し、前向きな気持ちを生みます。また、相手の言動に反応しておもしろさを引きだすことは、その人のよさを認め、それを育むことにほかなりません。そういうやりとりのなかでよりよい関係が築かれていくのです。

▷ 12. 今を楽しむ　▷ 16. ともに歩む  ▷ 24. いつものおしゃべり 

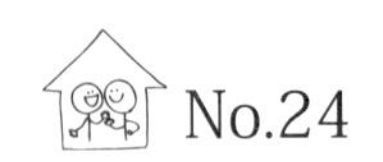
No.24

いつものおしゃべり

これまでどおり、普通に話す。

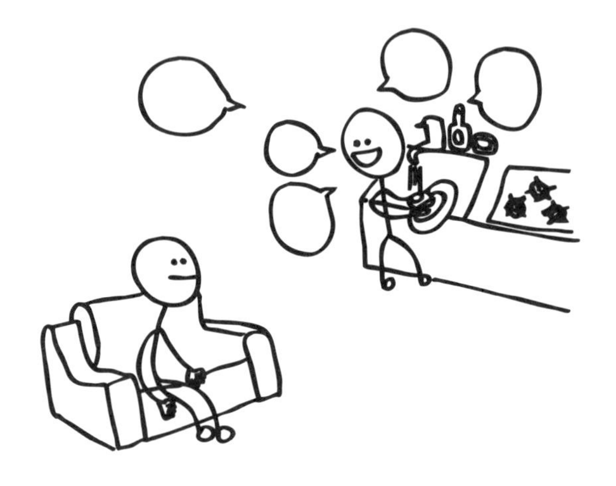

話しかけても、ぼんやりしていて
返事が返ってこないことが増えてきました。

▼そのとき

「この話はしてもわからないかな」と話さないようになると、どんどん会話の機会がなくなってしまいます。たしかに、話したことをわかってもらえないと、残念な気持ちや悲しい気持ちになってしまうものです。ですが、話しかけるのをやめてしまっては、会話が極端に減ってしまいます。

▼そこで

たとえ理解してもらえなかったり返答がなかったりしても、これまでどおり話しかけます。通じなければ、そのときは自分の独り言だったと思えばよいのです。たとえば、毎年相談して決めていた季節行事の飾り付けについて、「今年はどうしようかねぇ」と相談してみます。そのとき返事が返ってこなくても、これまでだったらこう言うだろうなと想像しながら、「やっぱり、いつもと同じでいいよねぇ」などと、自分で続けてしまうとよいでしょう。

▼そうすると

話すかどうかを自分で一方的に決めてしまうのではなく、これまでどおり話すことで、会話の数を減らさずに過ごすことができます。本人の調子がよいときには、その話に反応することもあるかもしれません。話しかけたけれども相手が聞いていなくて、独り言として自分に返事をするということは、何も認知症でなくても日ごろからあるようなことです。たとえその回数が多いとしても、相手に向かって働きかけようとする気持ちが大切なのです。

▷ 5. 旅の仲間　▷ 16. ともに歩む　▷ 23. おもしろ化

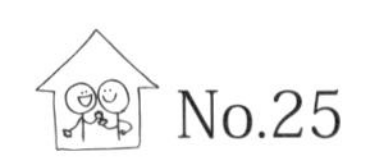

No.25

見えている世界

同じ側に立って寄り添う。

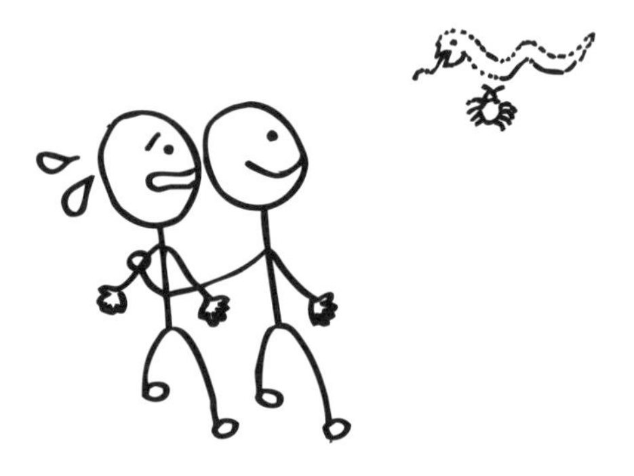

症状によって、本人がまわりの人の認識や記憶とは
違う「事実」を訴えています。

▼そのとき

本人の言うことや感じていることを単に否定しても、逆にそれに話を合わせても、信頼関係が損なわれるおそれがあります。本人が現実だと感じているものを、幻覚や妄想だと切り捨てても、本人の感覚は変わりません。それに、見えているものが事実ではないと否定され続けることによって、自分自身を信じられなくなってしまうかもしれません。しかし、ほかの人には本当は見えていないのに、話を合わせて見えているふりをするというのも、嘘になってしまいます。

▼そこで

本人の言うことや感じていることを、否定も迎合もせず、《見えている世界》として受け入れて行動します。たとえば、「ごはんに虫がいる」「たんすの上に小さな子がいる」と言っているのであれば、「そんなことはない」とか「自分にも見える」と言うのではなく、「虫がいるの？」「小さな子がいるの？」といったん受け入れます。そして、「ちょっとまってね、どけてみるね」「どこらへん？ 追い払ってみるね」と手で追い払ったりして、本人の《見えている世界》での状態を変えるように行動してみます。

▼そうすると

本人が感じている幻覚や妄想に対して一緒に対峙し、対応することができます。これは、本人の《見えている世界》で同じ側に立って寄り添うことを意味します。同じ側に立って寄り添うことこそが、恐怖や不安を癒すために必要なことなのです。

▷ 5. 旅の仲間　▷ 16. ともに歩む　▷ 32. 小さな気づき

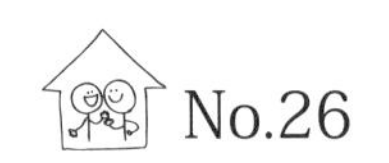

No.26

自分の時間

その時間は、自分を通じて
みんなの笑顔につながる。

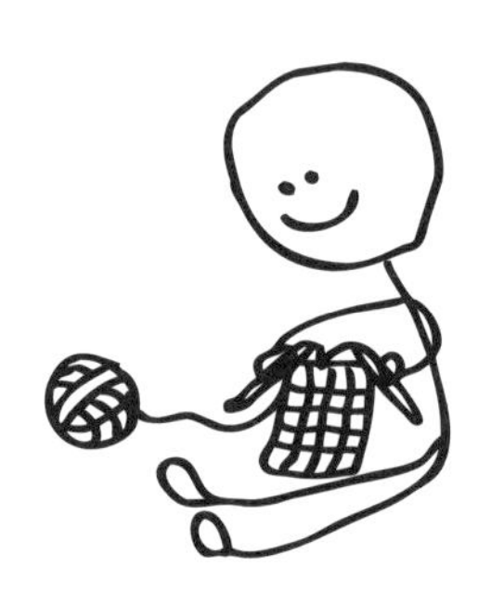

日々多くの時間を、介護や関連することに割いています。

▼そのとき

支えることばかりに集中しすぎると、徐々に自分を失い、精神的に疲弊してしまうおそれがあります。体調や気持ちを整えたり、息抜きをしたり、ほかの人と話したりする時間なども大切です。しかし、介護をがんばるほど、そういった自分の予定や都合は後回しにしがちで、その結果どんどん自分の時間がなくなってしまいます。たまに自分の時間がとれたとしても、罪悪感を感じてしまい、有意義に過ごせないということもよくあります。

▼そこで

まわりの人の協力も得ながら、《自分の時間》をしっかりとります。たとえば、本人やケアマネージャーと話し、デイサービスやショートステイなどを利用し、まとまった時間をとれる日をつくります。その日は、自分のための時間として、自分の好きなことをします。ゆっくり休息してもよいし、趣味で気分転換するのもよいでしょう。友人・知人と食事をしたり、スポーツをしたり、日帰りで温泉に行ったりする人もいます。

▼そうすると

日ごろの疲れやストレスを解消でき、「また明日からがんばろう！」と気持ちが前向きになります。そうやって前向きになる様子を見れば、本人やまわりの人もその時間の大切さを理解し、尊重してくれるようになるでしょう。《自分の時間》というのは、最終的には自分のためだけの時間ではありません。自分が元気になることで、本人やまわりにとってもよい流れにつながるからです。家族それぞれが自分らしさを大切にできること、それが「認知症とともによりよく生きる」ということではないでしょうか。

▷ 17. チームリーダー　▷ 27. 切り替えの工夫　▷ 35. 見守りサポーター

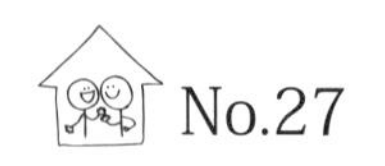
No.27

切り替えの工夫

一時的な感情を抱え込まず、
うまく水に流す。

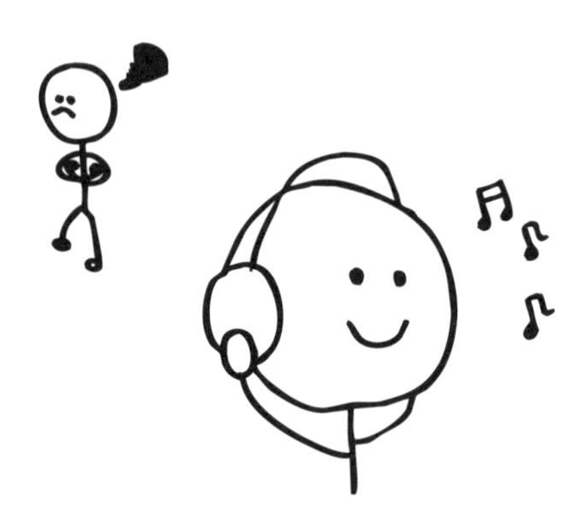

介護をしているなかで、ついイライラしたり
感情的になったりすることがあります。

▼そのとき

負の感情やストレスを自分のなかにしまい込み、積み重ねてしまうと、いつか抱えきれなくなって爆発してしまうおそれがあります。なぜなら、一度抱え込んでしまった気持ちは、きっかけがない限りなかなか解消されないからです。それに、外からは見えにくいので、ほかの人が助けにきてくれることは期待できません。

▼そこで

自分なりに気持ちを切り替える工夫をします。たとえば、ケンカをしてしまったときは、「とても腹が立つけど、３時のおやつには仲直りする！」と決めて、いつものコーヒーをいれて気持ちを落ち着かせ、そのコーヒーを仲直りのしるしとしてもっていきます。あるいは、落ち込んだときには、「15分だけ思いっきり落ち込む！その後は忘れる！」とするのもよいかもしれません。自分の応援歌を決めておいて、それを聴くという人もいます。そのような切り替え方法を、自分なりにいくつかもっておくのです。

▼そうすると

日々の出来事に対する感情にうまく対処することができるようになります。そうなれば、一時的な感情の揺れで関係を大きく崩すような事態にはならなくなります。どちらが悪いと結論を出すのではなく、一歩引いてみてそれぞれに思いや理由があると考え、切り替えることは、介護生活に限らず良好な関係を維持するための秘訣だともいえるでしょう。

▷ 15. ことばのギフト　▷ 23. おもしろ化　▷ 26. 自分の時間

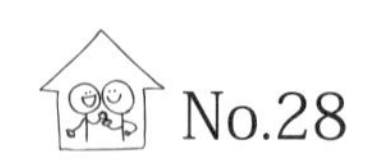

No.28

悩みのつぶやき

ちょっとした機会に
伝えてみる。

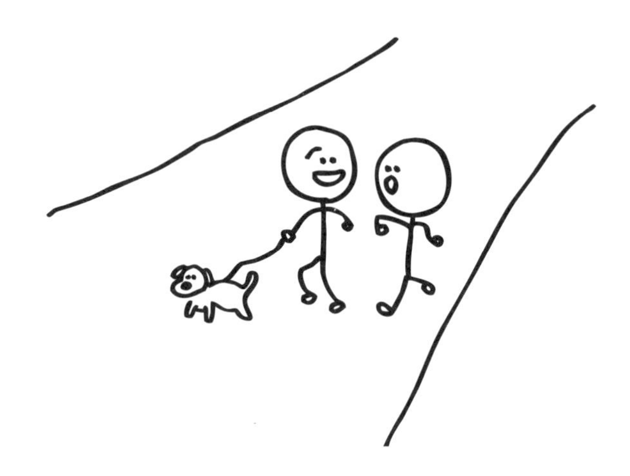

家族のなかで、自分だけが介護の多くを担っています。

▼そのとき

悩みや問題をひとりで抱えてしまい、家族のほかのメンバーに言い出すきっかけがありません。みんなそれぞれに忙しいのはわかっているので、できる限り自分でなんとかしなければと考えてしまいがちです。介護のつらさを本人の前で話すことはできないため、家族とその話をする時間をとるのも難しくなってしまいがちです。こうして、なかなかまわりの人に伝えられず、ひとりで抱え込んでしまうことがあります。

▼そこで

一緒に散歩したり買い物したりするちょっとした機会に、自分のしていることや気持ちをつぶやくように話してみます。まずは介護で自分がしていることや、感じていることを話してみます。苦しかったことや辛かったことも話せそうであれば、ゆっくりと吐き出して、聞いてもらいます。「こうしてほしい」というよりは、「こういうことで困っているんだよね」と知らせるつもりでよいのです。こういった話は、向き合うよりも、横に並んで何かをしているときの方が何気なく言いやすいものです。車や電車の中や、一緒に料理をつくっているときなどもよいでしょう。

▼そうすると

自分の抱えている悩みや直面している問題を、家族のほかのメンバーが知ることになります。「こうしてほしい」といきなり要望を伝えるのではなく、まずは状況を知ってもらうことが大切です。それを聞いてどう行動するのかは、その人自身に委ねます。どうやったらみんなで分担できるのか、具体的な解決策を考えてくれるかもしれません。

▷ 17. チームリーダー ▷ 31. わくわく実行委員会 ▷ 35. 見守りサポーター

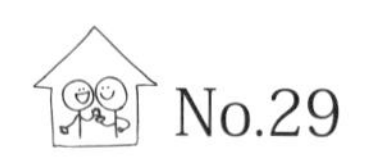
No.29

特別な日

いつもとは違う自分になるわくわく感。

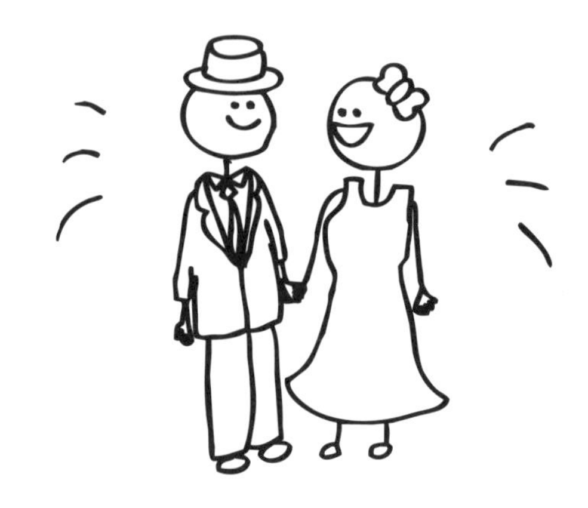

毎日同じような日々が続いています。

▼そのとき

単調な生活が続くと、本人も家族も前向きな気持ちが弱まってしまいます。徐々にできないことが増えていくなかで、同じような生活を繰り返していると、明るい気持ちがしぼんでいってしまうものです。日々何事もなく穏やかに過ごせるのは大切なことですが、ずっと同じような日が続いていると、そのことに目を向けるのも難しくなってきます。

▼そこで

時折、本人がいつもとは違う時間を過ごす《特別な日》をつくります。たとえば、誕生日のときに家族みんなでおしゃれをして、いつもよりも少し高級なレストランに出かけてみます。ソフトボールやゴルフなどのスポーツ、カラオケ、社交ダンス、俳句、短歌など、以前得意だったことや習いごとに関するイベントがあれば、参加してみるのもよいでしょう。女性なら、いつもより丁寧にお化粧をしてみたり、美容院に行ったり、お洒落をしてみる日にするのもよいでしょう。

▼そうすると

いつもと違うことをして過ごす一日は、本人にとっても家族にとっても、非日常的なわくわく感があります。そうやって一緒に過ごす時間は、かけがえのない大切な時間です。そのなかで、ふだんはあまり見せなくなったよい表情や、凛々しい姿を見ることができるかもしれません。まわりへの協力も、「いつもではなく特別な日だから」ということで頼みやすく、協力もしてもらいやすくなるでしょう。こうして、本人も家族もまわりの人も明るく誇らしい気持ちになり、前向きな気持ちが生まれてきます。

▷ 12. 今を楽しむ　▷ 37. ないまぜのイベント　▷ 40. ウォーム・デザイン

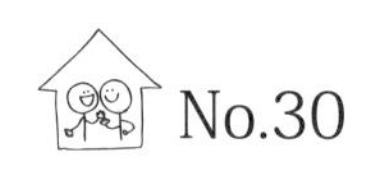

No.30

いろんな世代

いつもの同じ顔ぶれで閉じない。

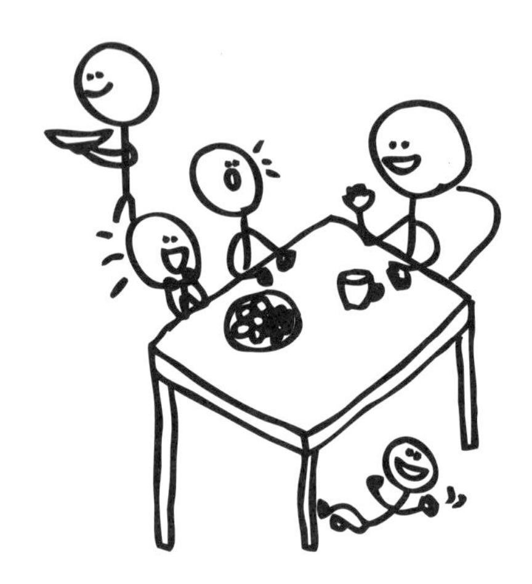

いつも決まった人たちだけで介護をしています。

▼そのとき

顔を合わすのが毎日同じ人たちだけになってしまうと、本人の触れる世界が狭くなり、刺激や気づきの少ない日々になってしまいます。認知症はほかの人にはなかなか理解されにくいと感じ、状況がよくわかっている家族や近い関係者のなかで過ごす方がよいと考えてしまいます。ですが、そうすると、自分ではなかなか世界を広げられない本人にとっては、介護に関する場とそこでの人間関係だけが世界のすべてになってしまいます。

▼そこで

年齢の離れた子どもや若い人たちなど、《いろんな世代》の人とふれあう機会をつくります。たとえば、親戚や孫、地域の子どもたちと会話したり遊んだりする機会をつくります。「おばあちゃん漢字読めるの？ 時計読めるの？」と小さい孫が驚いているのを見て、「大人だからね」と笑顔になったという話もあります。大人には思いもつかない発想や刺激を子どもたちはもたらしてくれます。あるいは、若い人を応援したり、相談にのったりする機会をつくることもできるでしょう。

▼そうすると

ふだんとは違う世代とのやりとりによって、新鮮な刺激を受けるとともに、気持ちがいきいきとしてきます。そして、子どもや若い世代の勢いや発想に影響されて、何かに挑戦しようという意欲がわいてくるかもしれません。また、子どもや若い世代にとっても、認知症とともに前向きに暮らしている人たちとふれあうことで、認知症についての理解が自然と促され、「生きる」ということを感じる機会になるでしょう。

▷ 21. 活躍の機会　▷ 29. 特別な日　▷ 37. ないまぜのイベント 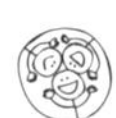

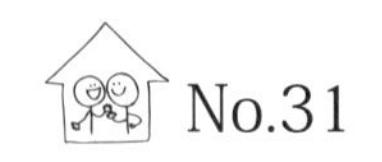

No.31

わくわく実行委員会

ふだん一緒にいない家族・親戚と
一緒に仕掛ける楽しい企画。

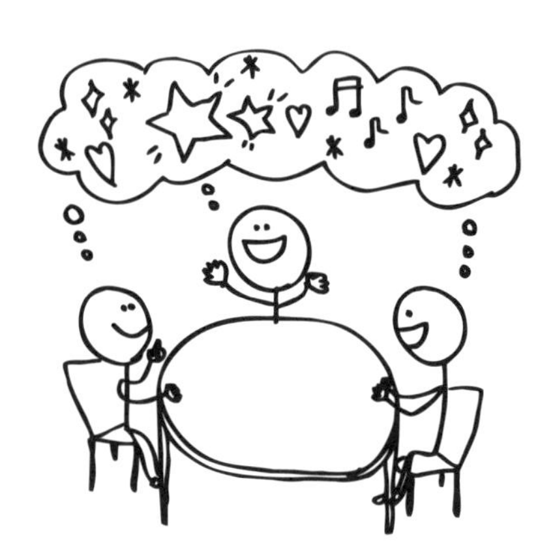

いつも一緒にいる家族だけが中心になって介護をしています。

▼そのとき

遠くに住んでいる家族・親戚や、生活のリズムが異なる家族とは、なかなか一緒に過ごす機会がありません。ふだん一緒にいない家族・親戚の場合は、会いに行こうと思ってくれていても、状況がわからず、いつどのように声をかけてよいのかを迷っているかもしれません。

▼そこで

いろいろな人を巻き込みながら、日常に彩りを添える楽しい企画を仕掛けてみます。まず、ふだん一緒にいない家族・親戚に連絡をして、何か楽しいことをしようと持ちかけてみます。来てもらって一緒に何かをしたり、何かつくったものを送ってもらったりと、状況によっていろいろな方法が考えられます。サプライズのプレゼントでもよいし、本人の趣味や好きなものをまとめた映像や年表をつくることも喜ばれるでしょう。

▼そうすると

ふだんは介護の中心ではない家族・親戚などにも加わってもらうことで、いつもとは少し違った時間をつくることができます。また、準備の段階で連絡をとることは、親戚などに現状について話をする機会にもなります。そして何より、本人を喜ばせるためにいろいろ考えて準備することは楽しいことです。介護そのものではない別のことで、家族・親戚で一体感をもつことができるでしょう。

▷ 12. 今を楽しむ　▷ 28. 悩みのつぶやき 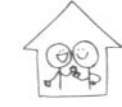 ▷ 29. 特別な日 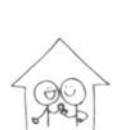

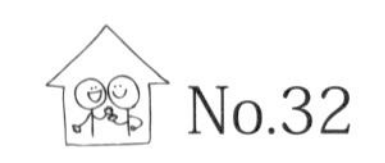
No.32

小さな気づき

ことばや仕草に隠れている
本当の気持ちに気づく喜び。

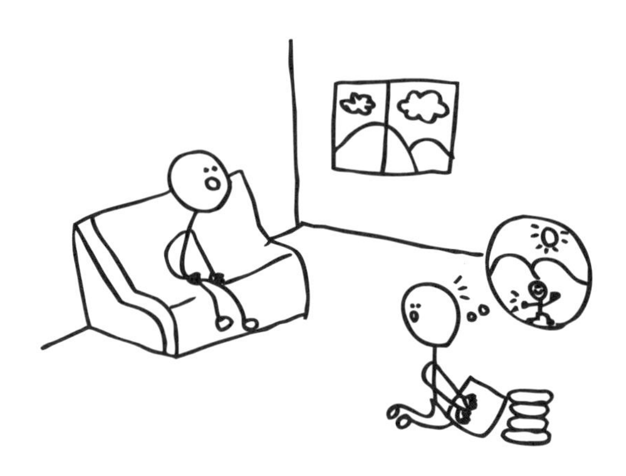

介護をしている生活にも、ずいぶん慣れてきました。

▼そのとき

日々の忙しさのなかで、気づかないうちに、本人にとって不本意な行動を強いてしまっていることもあります。慣れてくると、とくに意識しなくても日々の行動が素早くできるようになってきます。しかし、そうなると、状況をよく見たり考えたりすることがおろそかになりがちです。その結果、本人の意にそぐわないことをしてしまっているかもしれません。

▼そこで

何気ないことばやちょっとした仕草のなかに、その人が本当に望んでいることが潜んでいないか、少し想像してみるようにします。とても些細なことのなかに、好きなことや大切な思いが見つかるかもしれません。たとえば、表面的には皮肉っぽいことを言ったとしても、もしかしたら辛さや望みの裏返しかもしれません。少し気になったことばや仕草について尋ねてみると、見栄や遠慮によって言えなかった不満や不安などを聞くことができる可能性もあります。

▼そうすると

本人の望むことを実現したり、その気持ちをともに感じ合ったりすることができるでしょう。相手がうまく伝えられなくても、こちらが小さなシグナルに敏感になればよいのです。本人も、それまで伝えられなかった不満や不安がなくなり、うれしい気持ちになるでしょう。こうして、本人とともによりよく生きる生活を、小さな喜びに溢れるものにすることができるのです。

▷ 14. 自分なりの表現　▷ 15. ことばのギフト　▷ 16. ともに歩む

［みんな］の
旅のことば

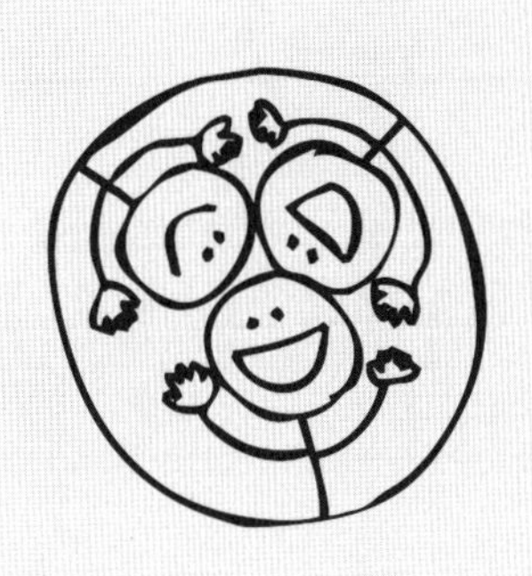

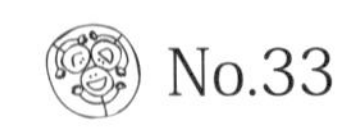No.33

自分の仕事から

自分たちには一体何ができるだろうか？

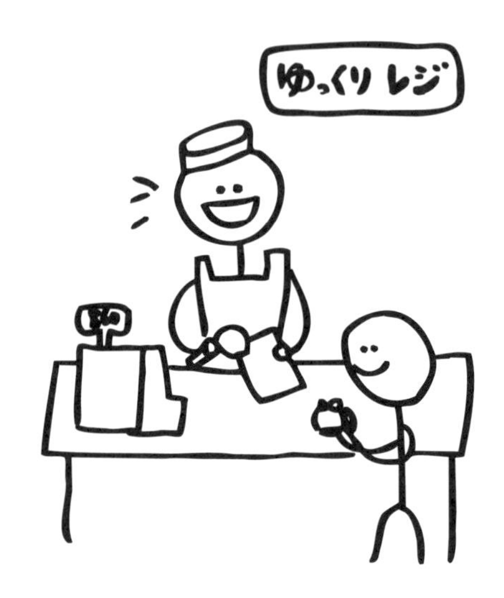

いま日本では認知症だと考えられる人は 800 万人（予備軍を含む）
いるといわれ、これは高齢者の約 4 人に 1 人にあたると知りました。

▼そのとき

認知症の方がよりよく生きるためには、生活のいろいろな場面での支援や社会的な対応が必要ですが、医療と福祉の分野以外ではまだあまり取り組みが進んでいません。自分と認知症とのかかわりを意識して働いている人はまだ多くはなく、また、認知症への対策が社会全体の課題だとわかっていても、自分が何をしようかと具体的なレベルで考えている人はごく少数しかいないというのが現状です。

▼そこで

認知症の方々がよりよく生きられる社会に向けて、自分たちの仕事のなかでできることを考え、日々の仕事に取り入れます。たとえば、スーパーにゆっくりと会計ができるレジをつくったり、バスの乗客に認知症の方がいたときにきちんと対応できるようにするなどです。職場で関心のある仲間を集め、自分たちの仕事のなかでできることを話し合ってみます。認知症の方が感じている問題・悩みや、介護をしている家族の意見を聞いたり、他社や他業種と情報交換をするのもよいでしょう。

▼そうすると

自分たちの商品やサービスのなかに、認知症の方が使いやすくなる工夫を取り入れることができるかもしれません。また、職場で話し合う機会が増えれば、問題への理解が深まるとともに、その話題が社会全体に広がっていく可能性を高めます。現在あるいは将来、多くの人が抱える認知症と、それを取り巻く状況について考えることで、より広い視点で顧客サービスについて考える機会となり、商品・サービスの質が上がったり、組織としての競争力を高めることにもつながるでしょう。

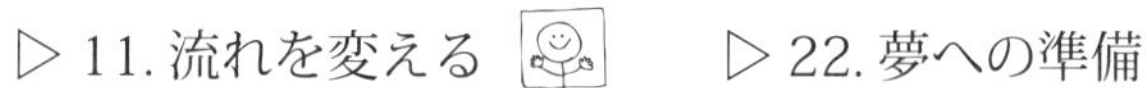
▷11. 流れを変える　▷22. 夢への準備　▷38. 仕事をつくる

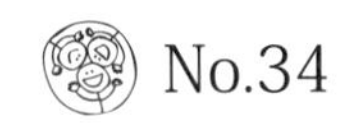

No.34

その場の助っ人

短い時間で
ちょっとだけのお手伝い。

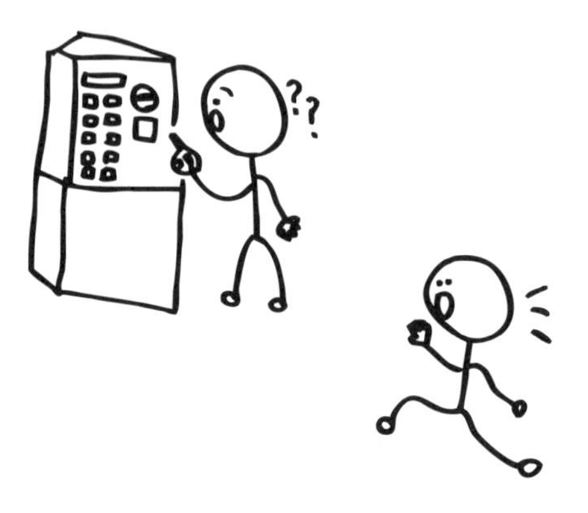

街で、ふつうと違う様子で歩いている人や、
機械の操作で戸惑っている人を見かけました。

▼そのとき

その人は認知症かもしれず、そのままでは事故や危険に遭遇したり、ずっと同じところで困り続けたりする可能性があります。もしかすると、自分が今どのような状況にいるのかがわからなくなっていたり、気持ちが混乱して冷静にまわりに助けを求めることができなくなっていたりするのかもしれません。しかし、助けるべきだと思っても、どうしてよいかわからないし、そのあとの予定のことを考えると時間的な余裕がないということもよくあるでしょう。

▼そこで

その場だけのちょっとした「助っ人」になるつもりで、声をかけます。たとえば、「ここは道路だから車が通るので危ないですよ」「こちらの方が安全ですよ」と声をかけて、安全な方へと促します。あるいは、「どうしたのですか？」と声をかけ、「最近の機械はわかりにくいですよねぇ」と手伝います。どうしても時間がなかったり、自分では解決できそうにない状況では、近くで対応できそうな人（おまわりさんや駅員さん、店員さんなど）を見つけ、伝えます。

▼そうすると

もしあのとき声をかけられていなかったら大変なことになっていた、という事態を未然に防ぐことができます。最初は勇気がいる行動だったとしても、《その場の助っ人》を何度か経験すると、さらっと実行できるようになります。そのなかで、認知症をもっと理解したいと思う気持ちが強くなるかもしれません。

▷ 9. なじみの居場所 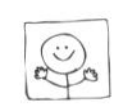　▷ 25. 見えている世界 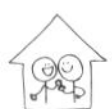　▷ 33. 自分の仕事から 

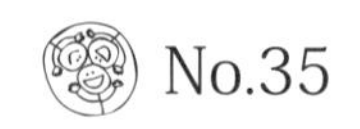

見守りサポーター

見守り、応援するだけでも、力になれる。

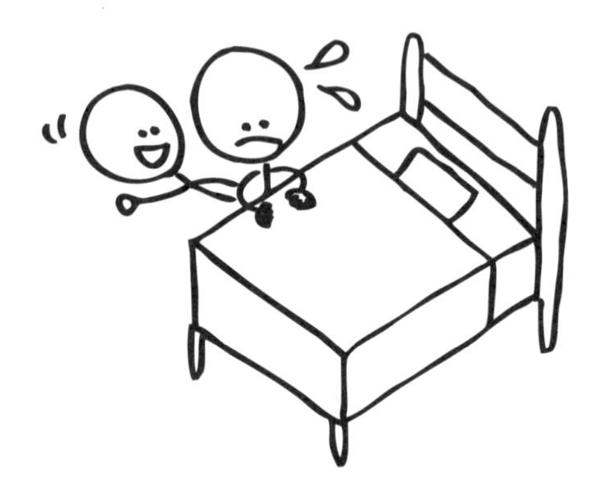

自分のまわりに認知症の家族を介護している人がいて、
とてもがんばっているようです。

▼そのとき

家族のことだからと触れないようにしていると、介護している人たちはどんどん孤立していってしまいます。認知症や介護についての知識や経験がないと、どうしても声をかけづらいものです。何もわかっていない自分が何か言ったところで、何の役にも立てないと思ってしまうからです。一方、本人や介護している家族も、「相談すると迷惑かもしれない」と思い、自分たちで抱え込んでがんばろうとしてしまいがちです。

▼そこで

その人が今どのような状況にいて、どれだけがんばっているのかを聞き、その人のことをいたわり、見守り、応援します。自分が役に立つか立たないかは別として、まずはその人が何をしているのか、どのような問題・悩みを抱えているのかという話を聞くことはできます。難しいことはありません。「大変そうだけど、ご本人もあなたのおかげできっと助かっているわね」「がんばりすぎてない？ 大丈夫？」「疲れているように見えるから、少しは休んでね」と、いたわりや応援の声をかけるのです。

▼そうすると

孤独になりやすいときに、見てくれている人がいるということは気持ちの救いになります。認知症や介護のことをアドバイスしなくても、心強い味方だと感じられ、本当に困ったことがあったときには相談しやすくなるでしょう。そうやって本人や家族の《見守りサポーター》になることは、次第に認知症や介護のことを知ることになり、自分や家族のときのためのそれとない準備にもなるものです。

▷ 19. 三種のつながり　▷ 20. さりげない告白　▷ 26. 自分の時間

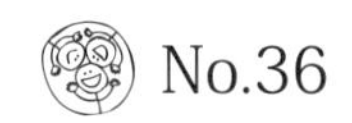

No.36

個人的なつきあい

かかわるなかで学んでいく。

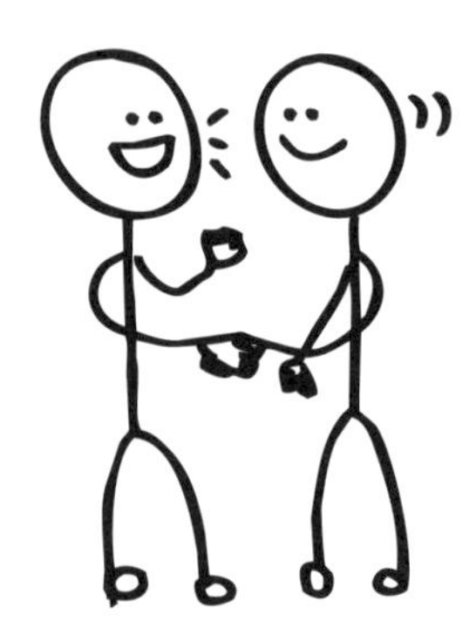

認知症を知り、もっとかかわり、何かできないかと考えています。

▼そのとき

支援したいという気持ちがあっても、認知症や介護の勉強からはじめようとすると、なかなか進まなかったり、続けられなかったりすることがあります。ひとえに認知症といっても、実はアルツハイマー型やレビー小体型など、いろいろな種類があり、その進行の度合いによって症状や必要な対応はさまざまです。そういった知識は具体的なイメージがないまま学び続けると、頭でっかちになってしまいがちです。

▼そこで

誰かひとりでもよいので、認知症の方と個人的につきあい、直接かかわるなかで必要なことを学んでいきます。まずは認知症の人が参加するイベントや場に参加して、誰かとかかわりをもちはじめます。個人的につきあいがはじまると、その人を理解するために必要なことが見えてきます。そして、一緒に話をしたり、何かをしたりするなかで、サポートができるようになっていきます。

▼そうすると

認知症や介護の一般的な知識ではなく、「認知症とともに生きる」ということの現実を垣間みながら、具体的に学ぶことになります。そして、その人との体験や気づきから、自分のすべきことや環境の改善に目が向くようになるでしょう。本人や介護している家族にとっても、自分たちだけでがんばるのではなく、まわりにかかわってくれる人が増えることは、とても助かることなのです。支援したい気持ちがあれば、将来のいつかではなく、今まさにかかわりをはじめることができます。

▷ 5. 旅の仲間　▷ 9. なじみの居場所　▷ 22. 夢への準備

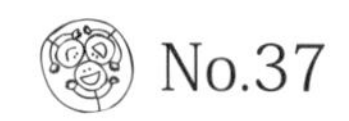

No.37

ないまぜのイベント

認知症でも、そうでなくても、
みんなで楽しむ！

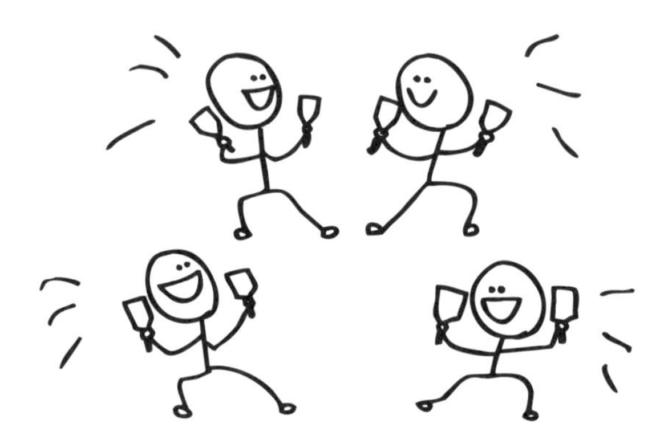

認知症であっても参加できるイベントを
企画しようとしています。

▼そのとき

認知症の人が参加するからと、あまりにも気をつかい過ぎて準備されたイベントは、心から楽しめるものにはなりません。いろいろなハンディキャップを抱えながらも参加できるイベントはとても貴重です。しかし、認知症であることに対して過剰に気をつかってしまったり、心のどこかで「支援してあげる」という気持ちをもっていたりすると、むしろその区別が強調されてしまい、心地よく楽しむことが難しくなってしまうことがあります。

▼そこで

認知症であるかないかにかかわらず、ともに楽しむことができる企画を考えます。「認知症だから○○は難しい」と決めつけずに、みんなで一緒になって取り組める企画を考えるのです。人によってできないことや難しいことは異っていますが、それぞれにぴったりの役割や楽しみ方はきっとあります。一律の基準で決めたり、認知症の本人と家族を明確に分けるといったことはせず、みんな「ないまぜ」（綯い交ぜ）になって笑って楽しめるような場をつくるのです。

▼そうすると

一緒に笑顔になって楽しむことで、認知症であるかないかにかかわらず、各人がそれぞれに存在感を放つイベントになります。みんなで一緒に冗談を言ったり笑い合ったりして楽しんでいるイベントは、本人・家族にとってかけがえのない思い出になるのはもちろん、すべての参加者にとっても忘れられないものになるはずです。たくさんの笑顔を写真に撮って、多くの人に見てもらうのもよいでしょう。

▷ 12. 今を楽しむ　▷ 13. 自己紹介グッズ　▷ 29. 特別な日

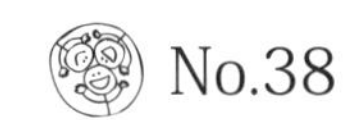 No.38

仕事をつくる

合うものがなければ、
新しくつくればいい。

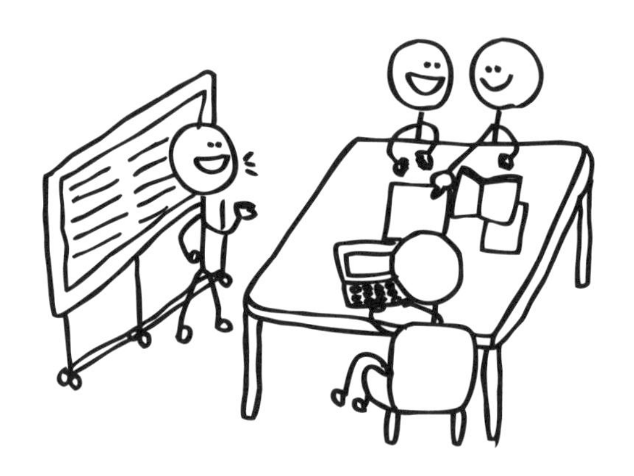

認知症の方が、社会とかかわりたいという気持ちをもっています。

▼そのとき

本人にその気持ちがあっても、今ある仕事のなかでは適切なものを見つけるのが難しいこともあります。それは、今ある仕事というのは、認知症の制約や困難を踏まえずに考えられているものがほとんどだからです。そのため、「○○ができない」「○○は難しい」という部分ばかりが目立ってしまうことになります。本人も社会のなかでの自分の役割を見出せずに、自信を失うことにつながりかねません。

▼そこで

新しい仕事や社会貢献の機会を、企業や自治体、そのほかさまざまな人たちとともにつくり出します。認知症になってもできることを社会全体のなかで増やしていくために、詳しい人に相談するところから始めます。デイサービスやNPOが窓口となって企業と協力し、これまでにはない新しい仕事をつくる取り組みはすでにはじまっています。そのような先行事例からも多くのことを学ぶことができます。

▼そうすると

本人が仕事にやりがいを感じられることで、日々の生活にハリも出てきます。家にいるだけでは得られない充実感を味わったり、人とのつながりを広げたりすることもできるでしょう。仕事をつくる側にとっては、これからの社会に向けての働き方の新しいモデルになるかもしれません。それを見たほかの人や企業の刺激にもなり、さらに認知症の方ができる仕事が増えていくことにもつながります。

▷ 7. 自分の日課　▷ 21. 活躍の機会　▷ 33. 自分の仕事から
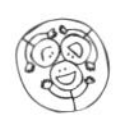

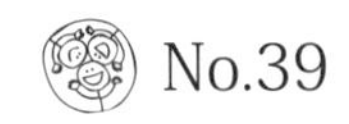

No.39

声を届ける

広がらなければ、
状況は変わらない。

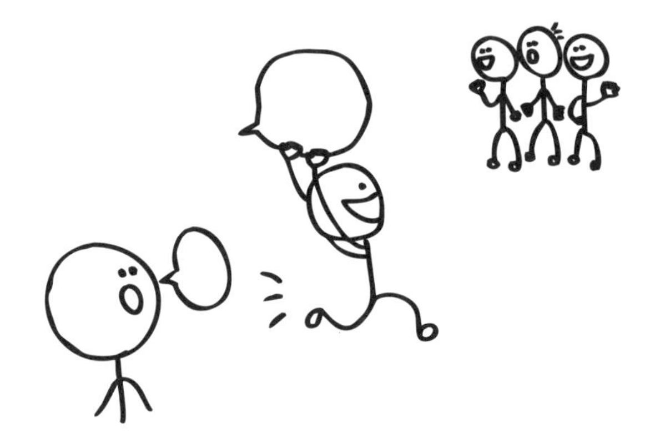

認知症の人と日常的にかかわり、一緒に何かをするようになりました。

▼そのとき

世の中にはまだまだ「認知症は自分とは関係のないことだ」と考える人も多く、社会全体で取り組み、ともに生きるという状態にはなっていません。家族や知り合いに認知症の方がいなければ、テレビや新聞などで知る機会しかないからです。そのなかには、認知症にまつわる問題ばかりが伝えられ、先入観や偏見をもってしまう人も多くいるでしょう。それでは、「認知症とともによりよく生きる」ことのできる社会にはなりえません。

▼そこで

認知症の方や家族の声を多くの人に届けることのお手伝いをします。たとえば、近くで認知症の方も参加するイベントがあれば、より多くの人が参加してくれるように、いろいろな手段で呼びかけてみます。あるいは、自分の勤めている会社で、自分たちの商品やサービスに対して認知症の方がどのように困っているのかを語ってもらう場を設けてみます。学校に協力を呼びかけたりしながら、若い世代と一緒に認知症の方の声を届ける手伝いをしてみるのもよいでしょう。

▼そうすると

認知症の方や家族だけでは届けられない範囲にまで声を届けることができ、状況・問題の改善につながります。そして、声を届ける手伝いをしている姿を見て、さらに新しい仲間が増えたり、より大きな範囲に声を届けられる機会を得たりすることもあるでしょう。その結果、多くの人が、認知症を身近なことに感じられるようになるのです。

▷ 10. よい先輩との出会い　▷ 11. 流れを変える　▷ 36. 個人的なつきあい

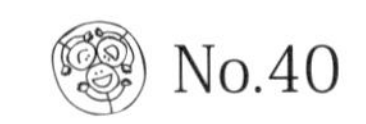 No.40

ウォーム・デザイン

クールでもホットでもない
自分らしい心地よいデザイン。

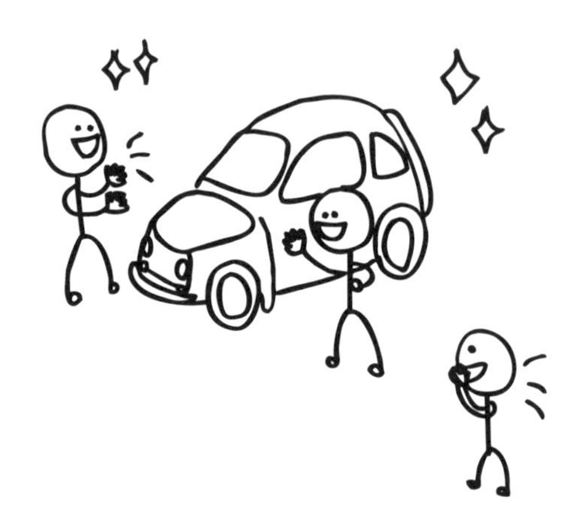

《自分の仕事から》できることを話しあった結果、認知症の方の
支援や介護につながる新しい商品・サービスをつくることになりました。

▼そのとき

機能ばかりに注目して、見た目のデザインに力を注がないと、本人や家族が「使いたい」と思えないものになってしまいます。介護の用品や施設はさまざまな場面に対応できるように多くの機能をもたせる必要がありますが、それだけでは、本人や家族が「これを見るとげっそりする」「使っているところをまわりに見られたくない」と感じるようなものになってしまうおそれがあります。

▼そこで

使う人がやさしさに包み込まれ、「自分に合っている」と感じてもらえるデザインになるようにつくり込みます。ただかっこいいクール（Cool）なデザインや、そのとき流行のホット（Hot）なデザインではない、使っていて心地のよいウォーム（Warm）なデザイン。たとえば、日用品であれば、毎日それを見たり使ったりすることがうれしくなるようなデザインを考えます。デイサービスの送迎バスであれば、白地の車体に法人名や子どもっぽいイラストを大きく描くのではなく、誇らしく「乗りたい」と思えるような自然なデザインを目指します。

▼そうすると

ふだん触れている物や場所が、本人や家族にパワーを与えてくれるものになり、「認知症とともによりよく生きる」ことの下支えとなるでしょう。こういうことが当たり前になれば、一般的な商品にデザインの選択肢がたくさんあるように、認知症の人にとってもたくさんの選択肢がある未来につながっていくのです。

▷ 11. 流れを変える　▷ 12. 今を楽しむ　▷ 33. 自分の仕事から

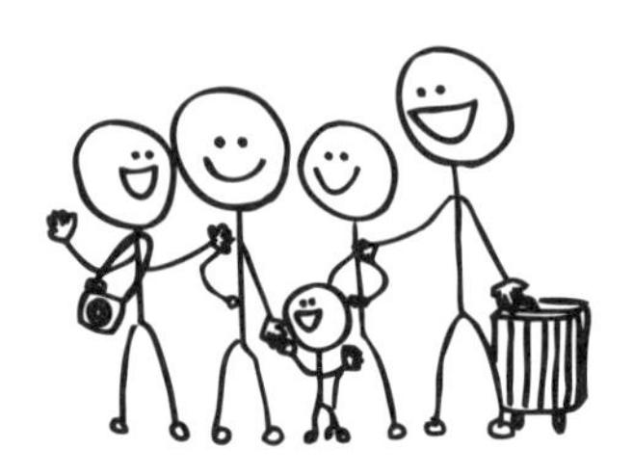

さらなる「旅のことば」を求めて

本書には、「認知症とともによりよく生きる」ための工夫が40個収録されています。ですが、このような工夫はもっともっと多くあるはずです。本書を手に取られたみなさんにも、日々の生活で工夫をされている方は多いのではないでしょうか。それらの工夫は、ほかの方が参考にできる「旅のことば」になる可能性があります。

「自分たちの場合は、こうしてみたら毎日の生活が少しよくなった」とか「こうしたあとは、前向きに暮らすことができた」という経験があれば、自分たちがどのような工夫をしたのかを思い起こしてみてください。そして、どういうときに、どのような問題に直面したのか、それをどういう工夫で乗り越えたのかを、本書のように書いてみて、その工夫に名前をつけます。《なじみの居場所》や《わくわく実行委員会》というように、覚えやすく、口にしやすいことばがおすすめです。そうやって、自分たちなりの「旅のことば」をつくってみてほしいのです。イラストをまわりの人と一緒に描いてみるのも素敵です。

認知症とともに生きている多くの方々が、それぞれに「旅のことば」をつくることで、どこかで誰かの悩みが解消し、前向きに生きていくことの力となるでしょう。ですから、自分たちなりの「旅のことば」ができたら、ひとつでもふたつでもよいのでまわりの方にお話ししてみてください。そして、ぜひ私たちにも教えてください。私たちは今後も、みなさんと一緒に知恵を寄せ合いながら、「認知症とともによりよく生きる」ための「旅のことば」を育てていきたいと思っています。

旅のことばプロジェクト
メールアドレス：tabinokotoba@sfc.keio.ac.jp
ホームページ：http : //tabinokotoba.sfc.keio.ac.jp/
郵　便：〒252 - 0882 神奈川県藤沢市遠藤5322
慶應義塾大学 井庭崇研究室 旅のことばプロジェクト　行

「旅のことば」の活かし方 ── それぞれの立場での活用のアイデア

本書は、認知症の方とその家族が「認知症とともによりよく生きる」ためのヒントを得ることを第一に目指しています。本書を使うことで「気に入った旅のことば（工夫）を生活に取り入れる」ことや、「気になる旅のことば（工夫）についてほかの人と話して考え方を豊かにする」ことができます（ xiv ページを参照してください）。

しかしながら、本書は認知症の方やその家族に限らず、より多くの方が活かすことができるようにもつくられています。家族会、NPO、ボランティアで支援されている方、介護施設や医療機関、自治体や行政、教育関係の方、さらには、まわりに認知症の方がいない方や、世の中に商品やサービスを提供している企業の方たちも、ぜひ以下の例を参考に本書を活用していただきたいと思っています。

家族会や NPO、ボランティアの方　本書で紹介した「旅のことば」を用いて、経験談を話し合う場を設けてみてください。40個のヒントのなかからいくつかの「ことば」を取り上げ、それに関する経験についてお互いに話し合うのです。たとえば、家族会の場や認知症カフェにおいて、《なじみの居場所》を紹介し、そういう場所をもっているかや、どのように使っているのかなどを話します。《なじみの居場所》と呼び得る場所は家の近くのカフェであったり、図書館だったりするでしょう。そこがどうしてよいのか、そこがなければどう困るのかなども聞いてみてください。それらの具体的な話を聞くなかで、ほかの人たちは「自分だったら、あそこが《なじみの居場所》にできるかも」「自分も探してみようかな」と考えることになるでしょう。このように、「旅のことば」を話の種（テーマ）にすることで、ふだんは話さないことでも容易に話すことができるようになります。

介護施設や医療機関の方　認知症の方やその家族、また施設を利用されている方に対して対話の場を設けることができるでしょう。また、日々そういう方々と接しているスタッフ同士で用いれば、よりよいケアや支援、接し方などを考えるプログラムとなります。さらに、本人や家族に元気がないときに、前向きに「認知症とともによりよく生きる」という視点を共有するために、本書を活用していただければと思います。医療や介護とは違う本人・家族の目線での工夫は、これまでとは違う力を発揮することが期待できます。

行政や自治体の方　認知症の方たちも含め、地域の方たちと現状に足りないことについて話し合うことができます。改善にむけて本人や家族に意見を聞くときも、この「旅のことば」を用いて対話をすれば、前提となる問題認識や話したい本質を共有することができるため、より建設的に話ができるはずです。

教育に携わる方　まわりに認知症の方がいなくても、本書を読むことで認知症の方やその家族の生活や悩みを垣間みることができるでしょう。小学生や中学生、高校生、そして大学生にとって、同じ社会で一緒に生きている方々の状況を知ることは、これからのことや、どうすればよいかを考える問題意識につながり、優しい気持ちが広がるきっかけにもなるのではないかと思います。

企業の方　認知症に関連して起こる問題・悩みを、商品やサービスをつくる際の参考にしてください。《ウォーム・デザイン》のような直接的なものだけでなく、本人やその家族のためのことばにも多くのヒントがあるはずです。企業が、認知症の方の困りごとを少しでも解決しようとするだけで、「認知症とともによりよく生きる」社会に向かっていくことができます。

あとがき

本書は、企業・自治体・NPOといった立場を越えて認知症に対する社会のかかわり方を考える「認知症フレンドリージャパン・イニシアチブ」の岡田誠さん（富士通研究所）と、創造的活動の支援方法を研究している井庭崇（慶應義塾大学）の協働プロジェクトとして生まれました。本書内の40個の「旅のことば」は、井庭の専門である「パターン・ランゲージ」と呼ばれる考え方にもとづいて書かれています。

パターン・ランゲージは、もともとは1970年代に建築の分野で生まれた方法です。建築家のクリストファー・アレグザンダーが、美しい建物やいきいきとした街の姿に繰り返し現れる特徴を「パターン」と呼び、それを「ランゲージ」（言語、ことば）として記述・共有したことにはじまります。

アレグザンダーが目指したのは、本来は専門的な知識をもっていなければ扱うことができない街や建物のデザイン（設計）の問題に対し、専門家でない人でも理解できる新しい「ことば」をつくり共有することで、誰もが街や建物をつくるプロセスに参加できるようにすることでした。つくる人と使う（住む）人を分断するのではなく、使う人がつくるプロセスに入り、その後も自分たちで改善していけるようにすることが、いきいきとした街や建物を生み出すために不可欠だとアレグザンダーは考えていたためです。とても重要な考え方だと思いませんか。

慶應義塾大学 井庭崇研究室では、その「パターン・ランゲージ」という考えを、街や建物に限らず、人間の活動にも応用できるように研究を続けてきました。そして、認知症をテーマに活動する岡田さんと出会い、一部の人たちだけがもっていた「認知症とともによりよく生きる」ための工夫を、「パターン・ランゲージ」の方法でことばにし、多くの人に伝え、使えるようにしようというプロジェクトになりました。こうして、パターン・ランゲージの方法を福祉分野に応用した世界で初めての本が生まれました。

パターン・ランゲージでは、人の頭のなかにある「工夫」（秘訣、コツなど）を、形式を整えた一連のことばとして書きますが、それには、大きく分けるとふたつの理由があります。

ひとつには、工夫や秘訣というものは、頭のなかでそのときどきで形が変わるような「やわらかい」状態で入っていて、固定的には言い表しにくいため、外に出すために形式（箱のようなもの）が必要であるためです。パターン・ランゲージにおける「状況」「問題」「解決」という形式は、誰かの内に秘められている感覚的なものを捉えて外に出して形にするための「型」のような役割を果たしています。

ふたつ目の理由は、捉えた工夫や秘訣（概念や考え方の本質）をほかの人と共有するためです。本来、考えを他者と共有するのはとても難しいことですので、それぞれの工夫が一定の形式をもっている「ことば」となることではじめて、ほかの人と話し合うために使うことができるようになるのです。

『旅のことば』は、すでに全国のいろいろな場で活用されています。そこでは本書の内容の一つひとつのことばがカードになった「旅のことばカード」（Amazon にて販売）も活用されています。全国各地でのさまざまな取り組みは、Facebook の「『旅のことば』をみんなで使おう！」（https://www.facebook.com/groups/tabinokotoba/）グループで紹介されています。ぜひ参考にしてみてください。本書が、本人やその家族が「認知症とともによりよく生きる」ことの助けになるだけでなく、これからの社会における創造的な変化のきっかけになるならば、大変うれしく思います。

編著者代表　井庭　崇

謝　辞

本書をまとめるにあたり、さまざまな方にお世話になりました。とくに、下記のみなさまには、普段からお話を伺ったり、インタビューをさせていただいたり、また有益なコメントをいただいたりしました。感謝して、ここに記させていただきます。

五十嵐洋一郎さん、稲垣康次さん、井上美恵子さん、井上宮子さん、岩波純生さん、加畑裕美子さん、亀田和宏さん、櫻田潤さん、佐藤雅彦さん、須藤シンジさん、中村成信さん、西川弘之さん、野寺香織さん、樋口直美さん、前田隆行さん、松浦俊子さん、松浦宏昌さん、山田賢三さん、山本晋平さん、若野達也さん、認知症フレンドリージャパン・イニシアチブ関係者のみなさん、RUN 伴関係者のみなさん。

そして、イラスト制作のサポートをしてくれた原澤香織さん、英語版の作成に協力してくれた伊作太一さん、インタビューや執筆の際に一緒に活動した南雲満友さん、諏訪実奈未さん。そして、本書を出版するにあたり、全面的に協力していただいた丸善出版の渡邊康治さんにも感謝いたします。

みなさま、どうもありがとうございました。

参考文献

認知症

太田正博, 菅崎弘之, 上村真紀,『マイウェイ―認知症と明るく生きる「私の方法」』, 小学館, 2007.

クリスティーン・ボーデン,『私は誰になっていくの？―アルツハイマー病者からみた世界』, クリエイツかもがわ, 2003.

クリスティーン・ブライデン,『私は私になっていく 改訂新版―認知症とダンスを』, クリエイツかもがわ, 2012.

クリスティーン・ブライデン,『認知症の人から学ぶ―クリスティーン・ブライデン講演より』［DVD］, シルバーチャンネル, 2012.

佐藤雅彦,『認知症になった私が伝えたいこと』, 大月書店, 2014.

中村成信,『ぼくが前を向いて歩く理由―事件、ピック病を超えて、いまを生きる』, 中央法規出版,2011.

福祉・デザインなど

ジュリア・カセム, 平井康之, 塩瀬隆之, 森下静香 編著,『インクルーシブデザイン―社会の課題を解決する参加型デザイン』, 学芸出版社, 2014.

須藤シンジ,『意識をデザインする仕事―「福祉の常識」を覆すピープルデザインが目指すもの』, CCC メディアハウス, 2014.

保坂 健二朗 監修, アサダワタル 編,『アール・ブリュット アート 日本』, 平凡社, 2013.

養老孟司, 宮崎駿,『虫眼とアニ眼』, 新潮社,2008.

パターン・ランゲージ

井庭崇 編著, 中埜博, 江渡浩一郎, 中西泰人, 竹中平蔵, 羽生田栄一,『パターン・ランゲージ―創造的な未来をつくるための言語』, 慶應義塾大学出版会, 2013.

クリストファー・アレグザンダー他, 平田翰那 訳,『パタン・ランゲージ―環境設計の手引』, 鹿島出版会, 1984.

クリストファー・アレグザンダー, 平田翰那 訳,『時を超えた建設の道』, 鹿島出版会, 1993.

編著者紹介

井庭　崇（いば・たかし）
慶應義塾大学総合政策学部教授。博士（政策・メディア）。創造活動支援の研究に従事し、さまざまな分野の実践知の言語化に取り組んでいる。編著書に『対話のことば』、『園づくりのことば』、『パターン・ランゲージ—創造的な未来をつくるための言語』、『クリエイティブ・ラーニング』など。NHK E テレ「スーパープレゼンテーション」で解説を担当。

岡田　誠（おかだ・まこと）
認知症フレンドリージャパン・イニシアチブ（DFJI）共同代表理事。富士通株式会社フィールド・イノベーション本部所属。さまざまな DFJI の創立メンバーの一人として、企業・組織による協働的な活動を推進している。国際大学 GLOCOM 客員研究員、認知症フレンドシップクラブアドバイザリーボード。

慶應義塾大学　井庭崇研究室（Iba Laboratory, Keio University）
学びやプレゼンテーション、コラボレーション、生き方など、さまざまな分野での創造・実践を支援するパターン・ランゲージを作成・展開している。書籍『プレゼンテーション・パターン—創造を誘発する表現のヒント』では、2013 年にグッドデザイン賞を受賞。本書にかかわったメンバーは、松本彩、鎌田安里紗、玉置南歩、松村侑、金子智紀。

認知症フレンドリージャパン・イニシアチブ（Dementia Friendly Japan Initiative）
認知症をとりまく課題を社会のデザインの問題と捉え、企業・自治体・NPO などのセクターを越えて知恵を出し、実験をしながらよりよい未来をつくっていくことを目的にしたネットワーク。本書にかかわったメンバーは、徳田雄人（NPO 法人認知症フレンドシップクラブ）、庄司昌彦（国際大学 GLOCOM）、田中克明（コクヨ S&T 株式会社）、奥井康文および池澤努（大日本印刷株式会社）（メンバーの所属は初版発行時）。

旅のことば　認知症とともによりよく生きるためのヒント

平成27年 5 月20日　発　　行
令和元年10月15日　第4刷発行

編著者　井　庭　　崇
　　　　岡　田　　誠

発行者　池　田　和　博

発行所　丸善出版株式会社
〒101-0051　東京都千代田区神田神保町二丁目17番
編集：電話(03)3512-3266／FAX(03)3512-3272
営業：電話(03)3512-3256／FAX(03)3512-3270
https://www.maruzen-publishing.co.jp

組版印刷・富士美術印刷株式会社／製本・株式会社 星共社

ISBN978-4-621-08927-9 C3047　　Printed in Japan